Cannabis in der Küche

99 Süße

Rezepte für Körper und Seele

Genussvoll, gesund Kochen für Wohlbefinden und Erleichterung.

Autor: Hanna Hanfblüte

Disclaimer Der vorliegende Ratgeber bzw. Kochbuch wurde mit größter Sorgfalt und bestem Wissen erstellt, basierend auf intensiven Recherchen. Trotzdem möchten wir darauf hinweisen, dass wir keine Gewähr für die absolute Korrektheit, Ausführlichkeit und Vollständigkeit der enthaltenen Informationen übernehmen können. Der Herausgeber übernimmt keinerlei Haftung für etwaige nachteilige Auswirkungen, die direkt oder indirekt mit den in diesem Ratgeber präsentierten Informationen in Verbindung stehen könnten. Unsere Absicht ist es, Ihnen hilfreiche und praxisnahe Ratschläge zu bieten, dennoch empfehlen wir, die Informationen nach eigenem Ermessen zu prüfen und gegebenenfalls professionellen Rat einzuholen. Wir danken Ihnen für Ihr Verständnis.   201

Vorwort

Einführung

Willkommen in der wunderbaren Welt der Cannabis-Küche! Ich bin Hanna Hanfblüte leidenschaftlicher Koch und Verfechter der heilenden Kräfte von Cannabis. Schon seit meiner Jugend habe ich eine tiefe Liebe zum Kochen und eine unstillbare Neugier für alles Kulinarische entwickelt. Was als einfaches Interesse an neuen Rezepten begann, hat sich im Laufe der Jahre zu einer Leidenschaft für die Kombination von Genuss und Gesundheit entwickelt.

Meine Reise mit Cannabis begann vor einigen Jahren, als ein enger Freund mit einer schweren chronischen Krankheit diagnostiziert wurde. Wir suchten verzweifelt nach Möglichkeiten, seine Schmerzen und Beschwerden zu lindern, ohne auf starke und nebenwirkungsreiche Medikamente zurückgreifen zu müssen. Dabei stießen wir auf medizinisches Cannabis. Die positiven Effekte waren beeindruckend, und es öffnete uns die Augen für die vielfältigen Möglichkeiten, die diese Pflanze bietet.

Doch der Gedanke, Cannabis einfach nur zu rauchen oder als Öl einzunehmen, war für meinen Freund nicht besonders ansprechend. Also begann ich, mit verschiedenen Rezepten zu experimentieren, um das Cannabis auf schmackhafte und kreative Weise in unser tägliches Leben zu integrieren. Die Ergebnisse waren überwältigend! Nicht nur halfen die Gerichte, die Symptome meines Freundes zu lindern, sondern sie brachten auch Freude und Genuss zurück in unsere Mahlzeiten.

Dieses Buch ist das Resultat meiner Reise – eine Sammlung von Rezepten, die nicht nur köstlich sind, sondern auch das Potenzial haben, das Leben von Menschen zu verbessern, die auf der Suche nach alternativen Heilmethoden sind. Es ist mir eine Herzensangelegenheit, dieses Wissen zu teilen und anderen zu helfen, die heilenden Kräfte von Cannabis auf eine sichere und genussvolle Weise zu entdecken.

Sicherheitshinweis bei der Verwendung von Cannabis und Gefahren bei der Überdosierung

Bevor wir in die Welt der köstlichen Cannabis-Küche eintauchen, ist es wichtig, einige grundlegende Sicherheitshinweise zu beachten. Cannabis ist eine mächtige Pflanze mit starken medizinischen Eigenschaften, aber wie bei allem im Leben ist Maßhalten der Schlüssel. Hier sind einige Tipps, um sicherzustellen, dass deine kulinarische Reise mit Cannabis sicher und angenehm bleibt:

Beginne mit einer niedrigen Dosierung: Wenn du zum ersten Mal Cannabis in deiner Küche verwendest, starte mit einer niedrigen Menge und steigere sie langsam. Dies hilft, die Wirkung zu beurteilen und Überdosierung zu vermeiden.

Warte ab: Die Wirkung von essbarem Cannabis kann bis zu zwei Stunden oder länger auf sich warten lassen. Sei geduldig und nimm keine zusätzlichen Dosen, bevor du die volle Wirkung der ersten Dosis gespürt hast.

Kennzeichne deine Produkte: Wenn du Cannabis-infundierte Lebensmittel herstellst, bewahre sie sicher und gekennzeichnet auf, um Verwechslungen mit normalen Lebensmitteln zu vermeiden – besonders in Haushalten mit Kindern oder Haustieren.

Achte auf die Umgebung: Konsumiere Cannabis-infundierte Lebensmittel in einer sicheren und vertrauten Umgebung. Vermeide den Gebrauch vor dem Autofahren oder dem Bedienen von schweren Maschinen.

Überdosierung vermeiden: Eine Überdosierung kann unangenehme Nebenwirkungen wie Angst, Paranoia, Schwindel und Übelkeit verursachen. Wenn du oder jemand anderes Symptome einer Überdosierung zeigt, bleibt ruhig, trinkt viel Wasser und ruht euch aus. In schweren Fällen sucht medizinische Hilfe auf.

Denke daran, dass Cannabis eine individuelle Wirkung hat, die von Person zu Person unterschiedlich sein kann. Was für den einen angenehm ist, kann für den anderen zu stark sein. Höre auf deinen Körper und passe die Dosierung entsprechend an.

Nun, da wir die Grundlagen und Sicherheitshinweise behandelt haben, lade ich dich ein, die Seiten dieses Buches zu durchstöbern und dich von den vielfältigen Möglichkeiten inspirieren zu lassen, die Cannabis in der Küche bietet. Ob Jung oder Alt, erfahrener Koch oder neugieriger Neuling – hier ist für jeden etwas dabei. Lass uns gemeinsam eine kulinarische Reise antreten, die nicht nur den Gaumen erfreut, sondern auch das Wohlbefinden fördert. Viel Spaß und guten Appetit!

Herzlichst,

Hanna Hanfblüte

Überblick über medizinisches Cannabis

Cannabis – kaum eine Pflanze hat in den letzten Jahren für so viel Aufsehen gesorgt. Von den alten Kulturen bis in die moderne Zeit hat Cannabis eine bemerkenswerte Reise hinter sich. Lass uns gemeinsam einen Blick auf die Geschichte, die medizinischen Vorteile und die rechtlichen Aspekte werfen, die dieses grüne Wunder umgeben.

Geschichte und Hintergrund

Wusstest du, dass Cannabis schon vor Tausenden von Jahren verwendet wurde? Die ersten Aufzeichnungen stammen aus dem alten China, wo es sowohl als Medizin als auch als Faserpflanze genutzt wurde. Auch in Indien, Ägypten und später im antiken Griechenland und Rom fand Cannabis Anwendung in der Heilkunde. Die Pflanze, die einst wegen ihrer Vielseitigkeit geschätzt wurde, geriet im 20. Jahrhundert in Verruf und wurde in vielen Teilen der Welt verboten.

Doch die Zeiten ändern sich, und mit ihnen auch die Einstellung gegenüber Cannabis. Dank der unermüdlichen Arbeit von Wissenschaftlern und Aktivisten erleben wir heute eine Renaissance des medizinischen Cannabis. Die Forschung hat die Pflanze von ihrem Stigma befreit und ihre erstaunlichen medizinischen Eigenschaften ans Licht gebracht.

Medizinische Vorteile und Anwendungen

Cannabis ist weit mehr als nur ein Rauschmittel. Die Pflanze enthält über 100 verschiedene Cannabinoide, darunter THC (Tetrahydrocannabinol) und CBD (Cannabidiol), die eine Vielzahl von therapeutischen Effekten bieten. Hier sind einige der medizinischen Vorteile, die Cannabis bieten kann:

- **Schmerzlinderung**: Cannabis ist bekannt für seine Fähigkeit, chronische Schmerzen zu lindern. Ob Arthritis, Migräne oder Nervenschmerzen – viele Menschen haben durch Cannabis Erleichterung gefunden.

- **Entzündungshemmung**: CBD, eines der Hauptcannabinoide, hat starke entzündungshemmende Eigenschaften, die bei Erkrankungen wie Morbus Crohn oder Multipler Sklerose hilfreich sein können.
- **Angst und Depression**: Cannabis kann helfen, Angstzustände und Depressionen zu mildern. Es wirkt beruhigend und kann das allgemeine Wohlbefinden verbessern.
- **Schlafstörungen**: Viele Menschen nutzen Cannabis, um Schlafprobleme zu bekämpfen. Es kann helfen, schneller einzuschlafen und die Schlafqualität zu verbessern.
- **Appetitsteigerung**: Insbesondere bei Patienten mit Krebs oder HIV/AIDS kann Cannabis den Appetit anregen und somit den Ernährungszustand verbessern.

Die Liste der möglichen Anwendungen ist lang und wächst ständig, da die Forschung immer neue Einsatzgebiete entdeckt. Wichtig ist jedoch, dass die Anwendung von medizinischem Cannabis immer unter ärztlicher Aufsicht erfolgen sollte.

Rechtliche Aspekte und Hinweise

Die rechtliche Situation von Cannabis ist ein echter Dschungel und kann von Land zu Land – ja, sogar von Region zu Region – stark variieren. In einigen Ländern ist Cannabis vollständig legalisiert, in anderen nur für medizinische Zwecke erlaubt, während es in wieder anderen komplett verboten ist.

Tipps für den Umgang mit den rechtlichen Aspekten:

1. **Informiere dich**: Bevor du Cannabis verwendest oder anbaust, informiere dich gründlich über die Gesetze in

deinem Land oder deiner Region. Das Internet und lokale Behörden sind gute Informationsquellen.

2. **Ärztliche Empfehlung**: Wenn medizinisches Cannabis in deinem Land legal ist, konsultiere einen Arzt und lasse dir ein Rezept ausstellen. Das hilft nicht nur rechtlich, sondern stellt auch sicher, dass du die richtige Sorte und Dosierung erhältst.

3. **Diskretion**: Auch in Gegenden, wo Cannabis legal ist, kann es immer noch Vorurteile geben. Diskrete Verwendung und Lagerung können unangenehme Gespräche vermeiden.

4. **Reisen mit Cannabis**: Sei besonders vorsichtig, wenn du mit Cannabis reist. Was in deinem Heimatland legal ist, kann dich im Ausland in ernsthafte Schwierigkeiten bringen.

Cannabis ist eine faszinierende Pflanze mit einem enormen Potenzial, das Leben vieler Menschen zu verbessern. Dieses Buch soll dir nicht nur köstliche Rezepte, sondern auch das nötige Wissen an die Hand geben, um Cannabis sicher und legal zu nutzen. Tauche ein in die Welt der Cannabis-Küche und entdecke, wie du dein Wohlbefinden auf schmackhafte Weise steigern kannst!

Dosierung und Sicherheit

Bestimmen der richtigen Dosierung

Das Kochen mit Cannabis kann ein aufregendes Abenteuer sein, aber es ist wichtig, die richtige Dosierung zu bestimmen, um sicherzustellen, dass die Erfahrung angenehm und sicher ist. Hier sind einige grundlegende Schritte und Tipps, um die richtige Dosierung zu finden:

Zutaten:

🍁 1 Tasse Cannabutter (oder andere Cannabis-Infusionen)
🍁 Ein Messlöffel
🍁 Ein Notebook zur Dokumentation

Zubereitungszeit: Variiert je nach Rezept
Portionen: Variiert je nach Rezept
Nährstoffangaben: Variieren je nach Infusion und Rezept

Anleitung:

1. **Start niedrig, geh langsam:** Beginne mit einer kleinen Menge Cannabis-Infusion, besonders wenn du neu im Kochen mit Cannabis bist. Ein halber Teelöffel Cannabutter oder -öl ist ein guter Anfang.
2. **Warte ab:** Nach dem Verzehr eines cannabisinfundierten Lebensmittels solltest du mindestens 2 Stunden warten, um die Wirkung vollständig zu spüren, bevor du mehr konsumierst.
3. **Dokumentiere deine Erfahrung:** Notiere dir die Menge, die du konsumiert hast, und wie du dich fühlst. Dies hilft dir, zukünftige Dosierungen besser zu steuern und anzupassen.
4. **Berechne die Potenz:** Wenn du die Potenz deines Cannabis kennst, kannst du ungefähr die Dosierung berechnen. Ein Beispiel: Wenn dein Cannabis 15% THC enthält, bedeutet das, dass 1 Gramm etwa 150 mg THC enthält. Wenn du 7 Gramm für deine Infusion verwendest, erhältst du ungefähr 1050 mg THC in deiner gesamten Infusion. Teile diese Zahl durch die Anzahl der Portionen, um die mg THC pro Portion zu erhalten.

Tipp: Halte immer etwas CBD-reiches Cannabis oder CBD-Öl bereit. CBD kann helfen, die psychoaktiven Effekte von THC abzumildern, falls du zu viel konsumiert hast.

Tipps für sicheres Kochen und Konsumieren

Sicheres Kochen und Konsumieren von Cannabis ist entscheidend, um eine positive Erfahrung zu gewährleisten. Hier sind einige Tipps, die dir helfen können:

1. **Kennzeichnung:** Beschrifte alle Behälter mit cannabisinfundierten Lebensmitteln deutlich, um Verwechslungen zu vermeiden.
2. **Aufbewahrung:** Bewahre cannabisinfundierte Lebensmittel außerhalb der Reichweite von Kindern und Haustieren auf. Am besten in einem abschließbaren Schrank oder einem hohen Regal.
3. **Portionskontrolle:** Schneide oder teile cannabisinfundierte Lebensmittel in gleichmäßige Portionen, um die Dosierung besser kontrollieren zu können.
4. **Verantwortungsbewusst konsumieren:** Konsumiere cannabisinfundierte Lebensmittel in einer sicheren und vertrauten Umgebung, besonders wenn du zum ersten Mal probierst. Vermeide Autofahren oder das Bedienen schwerer Maschinen nach dem Konsum.
5. **Freunde und Familie informieren:** Wenn du cannabisinfundierte Lebensmittel teilst, informiere die anderen über die Dosierung und den Inhalt, damit jeder bewusst konsumiert.

Tipp: Wenn du Gäste hast, die Cannabis konsumieren möchten, biete auch nicht-infusierte Alternativen an, damit sie die Wahl haben.

Lagerung von Cannabis-Infusionen

Die richtige Lagerung deiner Cannabis-Infusionen ist entscheidend, um ihre Wirksamkeit und Frische zu bewahren. Hier sind einige einfache Schritte, um sicherzustellen, dass deine Infusionen sicher und wirksam bleiben:

<u>**Zutaten:**</u>

- Luftdichte Behälter (z.B. Einmachgläser)
- Etiketten und Stifte zur Beschriftung

Zubereitungszeit: Keine
Portionen: Variiert je nach Menge der Infusion
Nährstoffangaben: Variieren je nach Infusion

Anleitung:

1. **Luftdicht verschließen:** Bewahre deine Cannabis-Infusionen in luftdichten Behältern auf, um die Frische zu erhalten und das Eindringen von Luft zu verhindern.
2. **Kühl und dunkel lagern:** Lagere deine Infusionen an einem kühlen, dunklen Ort. Hitze und Licht können die Cannabinoide abbauen und die Wirksamkeit verringern.
3. **Beschriften:** Beschrifte deine Behälter mit dem Herstellungsdatum und der Art der Infusion (z.B. Cannabutter, Cannabis-Öl) sowie der Potenz, falls bekannt.
4. **Kühlschrank oder Gefrierfach:** Cannabutter und Cannabis-Öl können im Kühlschrank mehrere Wochen und im Gefrierfach mehrere Monate gelagert werden. Andere Infusionen wie Tinkturen können bei Raumtemperatur in einem dunklen Schrank aufbewahrt werden.

Tipp: Kleinere Portionen einfrieren, um sie bei Bedarf einfach auftauen zu können, ohne die gesamte Infusion zu beeinträchtigen.

Mit diesen Tipps und Anleitungen bist du bestens gerüstet, um sicher und effektiv mit Cannabis in der Küche zu arbeiten. Denke immer daran, Verantwortung zu übernehmen und achtsam zu sein, um das Beste aus deinen kulinarischen Cannabis-Abenteuern herauszuholen. Viel Spaß beim Experimentieren und genießen!

Herzlichst,

Hanna Hanfblüte

Grundlagen des Kochens mit Cannabis

Decarboxylierung von Cannabis

Willkommen zu den Grundlagen des Kochens mit Cannabis! Bevor wir uns in die Welt der leckeren Rezepte stürzen, müssen wir ein kleines, aber unglaublich wichtiges wissenschaftliches Geheimnis lüften: die Decarboxylierung. Keine Sorge, das klingt komplizierter, als es ist. Lass uns gemeinsam herausfinden, was Decarboxylierung ist und warum sie für dein kulinarisches Cannabis-Abenteuer so essenziell ist.

Was ist Decarboxylierung und warum ist sie wichtig?

Stell dir vor, du hast eine Schatzkarte, aber sie ist in einer fremden Sprache geschrieben. Die Decarboxylierung ist wie ein magischer Übersetzer, der dir hilft, die Schätze im Cannabis zu finden. Genauer gesagt, ist es ein chemischer Prozess, der durch Hitze ausgelöst wird und die inaktiven Säureformen der Cannabinoide (wie THCA und CBDA) in ihre aktiven Formen (THC und CBD) umwandelt. Ohne Decarboxylierung könntest du Cannabis essen, aber es würde dir nicht die gewünschten Effekte bringen – weder die medizinischen noch die freudigen.

Schritt-für-Schritt-Anleitung

Jetzt, da wir wissen, warum die Decarboxylierung so wichtig ist, lass uns diesen magischen Prozess Schritt für Schritt durchgehen. Es ist wirklich einfacher als ein Kuchenrezept und du brauchst nur wenige Utensilien und Zutaten:

Du brauchst:

- 7-10 Gramm gemahlene Cannabisblüten (je nach gewünschter Stärke)
- Ein Backblech
- Backpapier
- Einen Ofen
- Ein luftdichtes Glas zur Aufbewahrung

Und so geht's:

1. **Ofen vorheizen:** Heize deinen Ofen auf 115°C vor. Diese Temperatur ist ideal, um die Cannabinoide zu aktivieren, ohne sie zu verbrennen.
2. **Cannabis vorbereiten:** Zerbrösele oder mahle die Cannabisblüten grob. Du musst keine feine Pulverkonsistenz erreichen – grob gemahlen reicht völlig aus.
3. **Backblech vorbereiten:** Lege ein Stück Backpapier auf dein Backblech. Dies verhindert, dass das Cannabis am Blech haftet und erleichtert später die Reinigung.
4. **Cannabis verteilen:** Verteile das gemahlene Cannabis gleichmäßig auf dem Backpapier. Achte darauf, dass es in einer dünnen Schicht liegt, damit die Hitze gleichmäßig wirken kann.
5. **Backen:** Schiebe das Backblech in den vorgeheizten Ofen und backe das Cannabis für etwa 30-40 Minuten. Rühre es alle 10 Minuten vorsichtig um, damit es gleichmäßig erhitzt wird. Während dieser Zeit wirst du einen angenehm erdigen Geruch bemerken – das ist ein gutes Zeichen!

6. **Abkühlen lassen:** Nimm das Backblech aus dem Ofen und lass das Cannabis vollständig abkühlen. Dieser Schritt ist wichtig, damit die Cannabinoide stabil bleiben.
7. **Aufbewahren:** Bewahre das decarboxylierte Cannabis in einem luftdichten Glas an einem kühlen, dunklen Ort auf. So bleibt es frisch und wirksam, bis du es in deinen Rezepten verwendest.

<u>**Tipps und Tricks:**</u>

- **Geruch reduzieren:** Wenn du den Geruch minimieren möchtest, kannst du das Cannabis in einem hitzebeständigen Glasbehälter mit Deckel decarboxylieren. Lege den Deckel locker auf, damit der Dampf entweichen kann.
- **Einheitliche Erhitzung:** Verwende einen Ofenthermometer, um sicherzustellen, dass dein Ofen die richtige Temperatur hält. Zu hohe Temperaturen können die wertvollen Cannabinoide zerstören.
- **Reste nutzen:** Decarboxyliertes Cannabis, das nicht sofort verwendet wird, kann auch in Tees oder Smoothies gemischt werden. Einfach kreativ sein!

Nun, da du das Geheimnis der Decarboxylierung gemeistert hast, bist du bereit, die nächste Stufe der Cannabis-Küche zu erklimmen. Mit diesem Wissen im Gepäck kannst du sicherstellen, dass deine Cannabis-Rezepte immer die gewünschte Wirkung haben – sei es zur Linderung von Schmerzen, zur Förderung des Schlafs oder einfach nur zum Genießen. Also schnapp dir dein Cannabis, heize den Ofen vor und mach dich bereit für eine aufregende kulinarische Reise!

Klassische Cannabutter

<u>**Zutaten:**</u>

- 1 Tasse ungesalzene Butter
- 1 Tasse Wasser
- 7-10 Gramm decarboxyliertes Cannabis

Zubereitungszeit: 3 Stunden

Portionen: Ergibt etwa 1 Tasse Cannabutter

Nährstoffangaben pro Portion: Kalorien: 102, Fett: 12g, Kohlenhydrate: 0g, Eiweiß: 0g

Anleitung: Schmelze die Butter zusammen mit dem Wasser in einem Topf auf niedriger Stufe. Füge das decarboxylierte Cannabis hinzu und lasse die Mischung 2-3 Stunden köcheln, dabei gelegentlich umrühren. Sei vorsichtig, dass die Mischung nicht kocht. Gieße die Butter durch ein Käsetuch oder ein feines Sieb, um die Pflanzenreste zu entfernen. Lasse die Butter abkühlen und stelle sie dann in den Kühlschrank, bis sie fest wird.

Tipp: Verwende die Cannabutter für Backwaren, Pasta oder einfach auf einem Stück warmem Toast.

Mehr Grundrezepte und Cannabis Rezepte findest Du in meinem ersten Buch

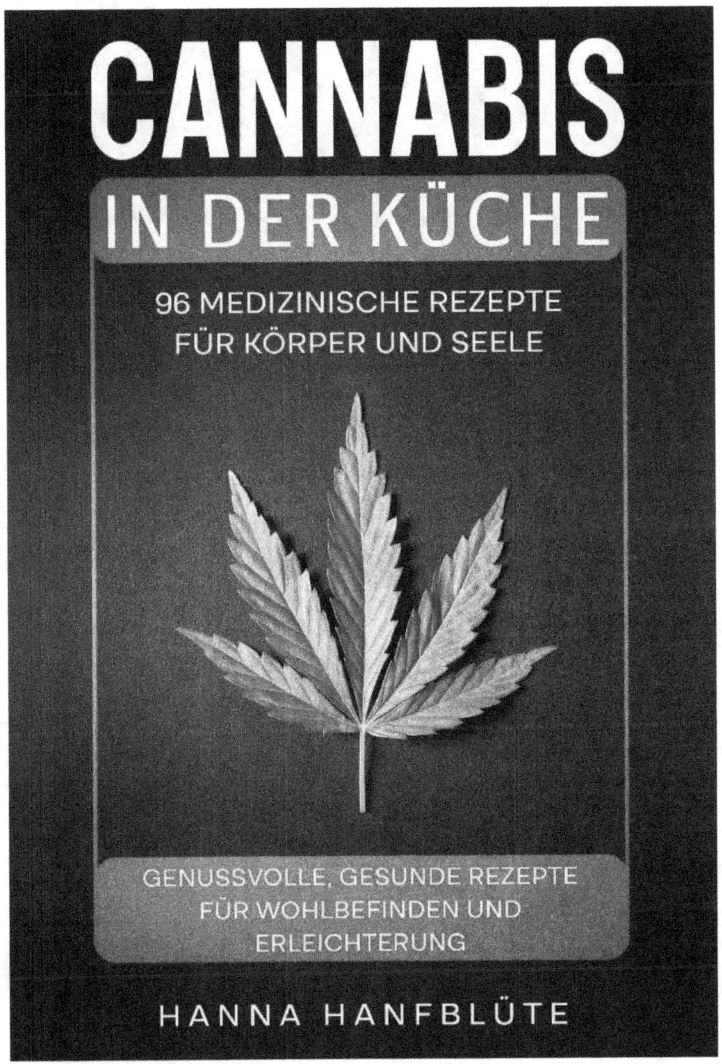

Hier geht's zum Buch

Rezept 1: Cannabis Schokoladenkekse

Zutaten

- 200 g Butter
- 1 g Cannabisblüten, fein gemahlen
- 200 g Zucker
- 2 Eier
- 1 TL Vanilleextrakt
- 300 g Mehl
- 1 TL Backpulver
- 1 Prise Salz
- 200 g Schokoladenstückchen

Zubereitungszeit

Vorbereitung: 20 Minuten

Backzeit: 15 Minuten

Gesamtzeit: 35 Minuten

Nährstoffangaben (pro Keks)

Kalorien: 150 kcal, Fett: 8 g, Kohlenhydrate: 20 g, Eiweiß: 2 g

Portionen

Ergibt 24 Kekse

Schwierigkeitsgrad

Einfach

<u>Anleitung</u>

Beginne damit, deine Cannabisblüten fein zu mahlen. Achte darauf, dass sie wirklich fein sind, damit die Wirkstoffe gut freigesetzt werden können. Schmilz nun die Butter in einem kleinen Topf bei niedriger Hitze und gib die gemahlenen Cannabisblüten hinzu. Lass das Ganze etwa 45 Minuten bei sehr niedriger Hitze köcheln, damit die Cannabinoide in die Butter übergehen können. Pass gut auf, dass die Butter nicht zu heiß wird – sie sollte nie über 100°C kommen. Nachdem die Butter fertig ist, siebe sie durch ein feines Sieb oder Käsetuch, um die Pflanzenreste zu entfernen. Du hast jetzt deine Cannabisbutter!

Heize den Backofen auf 180°C vor. In einer großen Schüssel schlägst du nun die Cannabisbutter mit dem Zucker cremig. Füge die Eier und den Vanilleextrakt hinzu und rühre weiter, bis alles gut vermischt ist. In einer separaten Schüssel mischst du Mehl, Backpulver und Salz. Gib die trockenen Zutaten nach und nach zu der Buttermischung und rühre, bis ein glatter Teig entsteht. Zum Schluss hebst du die Schokoladenstückchen unter.

Mit einem Esslöffel formst du kleine Teigkugeln und setzt sie auf ein mit Backpapier ausgelegtes Backblech. Lasse genug Abstand zwischen den Keksen, da sie beim Backen auseinanderlaufen. Backe die Kekse für etwa 12-15 Minuten oder bis die Ränder leicht goldbraun sind.

Lass die Kekse auf einem Gitter abkühlen und genieße sie in Maßen. Denk daran: Die Wirkung setzt erst nach etwa 30-60 Minuten ein, also sei vorsichtig mit der Menge, die du isst.

Rezept 2: Cannabis Zitronenkuchen

Zutaten

200 g Cannabisbutter (siehe Seite 14)

200 g Zucker

4 Eier

1 TL Vanilleextrakt

200 g Mehl

1 TL Backpulver

1 Prise Salz

Saft und Schale von 2 Zitronen

Zubereitungszeit

Vorbereitung: 20 Minuten

Backzeit: 50 Minuten

Gesamtzeit: 1 Stunde 10 Minuten

Nährstoffangaben (pro Stück)

Kalorien: 250 kcal, Fett: 12 g, Kohlenhydrate: 30 g, Eiweiß: 4 g

Portionen

Ergibt 12 Stücke

<u>Anleitung</u>

Heize den Backofen auf 180°C vor und fette eine Kuchenform ein. In einer großen Schüssel schlägst du die Cannabisbutter mit dem Zucker schaumig. Gib die Eier nacheinander hinzu und rühre gut um. Füge den Vanilleextrakt hinzu und mische alles gut durch.

In einer separaten Schüssel vermischst du Mehl, Backpulver und Salz. Gib die trockenen Zutaten nach und nach zur Buttermischung und rühre, bis ein glatter Teig entsteht. Füge den Zitronensaft und die Zitronenschale hinzu und mische alles gut durch.

Gieße den Teig in die vorbereitete Kuchenform und backe den Kuchen für etwa 45-50 Minuten oder bis ein Zahnstocher, der in die Mitte des Kuchens gesteckt wird, sauber herauskommt. Lass den Kuchen in der Form etwas abkühlen, bevor du ihn auf ein Gitter stürzt, um ihn vollständig abkühlen zu lassen.

Genieße den erfrischenden Zitronenkuchen mit einer Tasse Tee oder Kaffee. Auch hier gilt: Die Wirkung setzt erst nach etwa 30-60 Minuten ein, also genieße den Kuchen in Maßen.

<u>Schwierigkeitsgrad</u>

Mittel

Rezept 3: Cannabis-Brownies

Zutaten

- 200 g Cannabisbutter (siehe Seite 14)
- 200 g Zartbitterschokolade
- 200 g Zucker
- 4 Eier
- 1 TL Vanilleextrakt
- 100 g Mehl
- 1 TL Backpulver
- 1 Prise Salz

Zubereitungszeit

Vorbereitung: 15 Minuten

Backzeit: 25 Minuten

Gesamtzeit: 40 Minuten

Nährstoffangaben (pro Brownie)

Kalorien: 180 kcal, Fett: 10 g, Kohlenhydrate: 20 g,Eiweiß: 3 g

Portionen

Ergibt 16 Brownies

Heize den Backofen auf 180°C vor und fette eine quadratische Backform (ca. 20x20 cm) ein. Schmelze die Cannabisbutter zusammen mit der Zartbitterschokolade in einem hitzebeständigen Topf bei niedriger Hitze. Rühre gelegentlich um, bis die Mischung glatt ist, und lass sie dann leicht abkühlen.

In einer großen Schüssel schlägst du den Zucker und die Eier schaumig. Füge den Vanilleextrakt hinzu und rühre gut um. Gib die leicht abgekühlte Schokoladenmischung hinzu und rühre, bis alles gut vermischt ist.

In einer separaten Schüssel vermischst du Mehl, Backpulver und Salz. Hebe die trockenen Zutaten vorsichtig unter die Schokoladen-Ei-Mischung, bis ein glatter Teig entsteht. Gieße den Teig in die vorbereitete Backform und backe die Brownies für etwa 20-25 Minuten oder bis die Oberseite fest ist und ein Zahnstocher, der in die Mitte gesteckt wird, nur leicht klebrig herauskommt.

Lass die Brownies vollständig in der Form abkühlen, bevor du sie in 16 Stücke schneidest. Denk daran: Die Wirkung setzt erst nach etwa 30-60 Minuten ein, also genieße die Brownies in Maßen.

Schwierigkeitsgrad
Einfach

Rezept 4: Cannabis-Cupcakes mit Vanilleglasur

Zutaten

Für die Cupcakes:

200 g Cannabisbutter (siehe Seite 14)

200 g Zucker

4 Eier

1 TL Vanilleextrakt

200 g Mehl

1 TL Backpulver

1 Prise Salz

Für die Vanilleglasur:

100 g Butter

200 g Puderzucker

1 TL Vanilleextrakt

2 EL Milch

Zubereitungszeit

Vorbereitung: 20 Minuten

Backzeit: 20 Minuten

Gesamtzeit: 40 Minuten

Nährstoffangaben (pro Cupcake)

Kalorien: 220 kcal, Fett: 12 g, Kohlenhydrate: 28 g, Eiweiß: 3 g

Portionen

Ergibt 12 Cupcakes

<u>**Anleitung**</u>

Heize den Backofen auf 180°C vor und lege ein Muffinblech mit Papierförmchen aus. In einer großen Schüssel schlägst du die Cannabisbutter mit dem Zucker cremig. Füge die Eier einzeln hinzu und rühre nach jedem Ei gut um. Gib den Vanilleextrakt dazu und mische alles gut durch.

In einer separaten Schüssel vermischst du Mehl, Backpulver und Salz. Gib die trockenen Zutaten nach und nach zur Buttermischung und rühre, bis ein glatter Teig entsteht. Fülle den Teig gleichmäßig in die vorbereiteten Muffinförmchen und backe die Cupcakes für etwa 18-20 Minuten oder bis ein Zahnstocher, der in die Mitte gesteckt wird, sauber herauskommt.

Während die Cupcakes abkühlen, bereitest du die Vanilleglasur zu. Schlage die Butter mit dem Puderzucker cremig. Füge den Vanilleextrakt und die Milch hinzu und rühre, bis die Glasur glatt und streichfähig ist. Verziere die vollständig abgekühlten Cupcakes mit der Glasur.

Genieße die Cupcakes in Maßen und denke daran, dass die Wirkung erst nach etwa 30-60 Minuten einsetzt.

<u>**Schwierigkeitsgrad**</u>

Mittel

Rezept 5: Cannabis-Erdbeer-Smoothie

Zutaten

- 1 g Cannabisblüten, fein gemahlen
- 250 ml Milch
- 100 g Erdbeeren, frisch oder gefroren
- 1 Banane
- 1 TL Honig
- 1 TL Chiasamen (optional)
- 1 TL Vanilleextrakt

Zubereitungszeit

Vorbereitung: 10 Minuten , Gesamtzeit: 10 Minuten

Nährstoffangaben (pro Glas)

Kalorien: 150 kcal, Fett: 4 g, Kohlenhydrate: 28 g, Eiweiß: 4 g

Portionen

Ergibt 2 Gläser

Anleitung

Erhitze die Milch in einem kleinen Topf bei niedriger Hitze und gib die fein gemahlenen Cannabisblüten hinzu. Lass die Mischung etwa 45 Minuten bei niedriger Hitze köcheln und rühre gelegentlich um. Pass auf, dass die Milch nicht überkocht. Siebe die Milch anschließend durch ein feines Sieb oder Käsetuch, um die Pflanzenreste zu entfernen, und lass sie abkühlen.

In einem Mixer gibst du die abgekühlte Cannabis-Milch, die Erdbeeren, die Banane, den Honig, die Chiasamen (falls verwendet) und den Vanilleextrakt. Mixe alles auf hoher Stufe, bis der Smoothie glatt und cremig ist. Gieße den Smoothie in zwei Gläser und genieße ihn sofort.

Der Smoothie ist perfekt für einen entspannten Start in den Tag oder als erfrischender Snack zwischendurch. Die Wirkung setzt nach etwa 30-60 Minuten ein, also genieße ihn in Maßen.

<u>**Schwierigkeitsgrad**</u>
Einfach

Rezept 6: Cannabis Blaubeermuffins

<u>**Zutaten**</u>

- 200 g Cannabisbutter (siehe Seite 14)
- 200 g Zucker
- 2 Eier
- 1 TL Vanilleextrakt
- 250 g Mehl
- 2 TL Backpulver
- 1 Prise Salz
- 120 ml Milch
- 200 g frische oder gefrorene Blaubeeren

<u>**Zubereitungszeit**</u>

Vorbereitung: 15 Minuten

Backzeit: 25 Minuten

Gesamtzeit: 40 Minuten

<u>**Nährstoffangaben (pro Muffin)**</u>

Kalorien: 190 kcal

Fett: 10 g

Kohlenhydrate: 24 g

Eiweiß: 3 g

<u>**Portionen**</u>

Ergibt 12 Muffins

Anleitung

Heize den Backofen auf 180°C vor und lege ein Muffinblech mit Papierförmchen aus. In einer großen Schüssel schlägst du die Cannabisbutter mit dem Zucker cremig. Füge die Eier und den Vanilleextrakt hinzu und rühre gut um.

In einer separaten Schüssel vermischst du Mehl, Backpulver und Salz. Gib die trockenen Zutaten abwechselnd mit der Milch zur Buttermischung und rühre, bis ein glatter Teig entsteht. Hebe die Blaubeeren vorsichtig unter, damit sie nicht zerdrückt werden.

Fülle den Teig gleichmäßig in die Muffinförmchen und backe die Muffins für etwa 20-25 Minuten oder bis sie goldbraun sind und ein Zahnstocher, der in die Mitte gesteckt wird, sauber herauskommt. Lass die Muffins auf einem Gitter abkühlen.

Genieße die Blaubeermuffins als leckeren Snack oder zum Frühstück. Die Wirkung setzt nach etwa 30-60 Minuten ein, also genieße sie in Maßen.

Schwierigkeitsgrad

Einfach

Rezept 7: Cannabis Erdbeer-Sahne-Torte

Zutaten

Für den Kuchenboden:

- 200 g Mehl
- 100 g Zucker
- 100 g Cannabisbutter (siehe Seite 14)
- 1 Ei
- 1 TL Backpulver
- 1 Prise Salz

Für die Füllung:

500 g Erdbeeren, frisch

400 ml Schlagsahne

50 g Puderzucker

1 TL Vanilleextrakt

Zubereitungszeit

Vorbereitung: 30 Minuten

Backzeit: 25 Minuten

Kühlzeit: 2 Stunden

Gesamtzeit: 2 Stunden 55 Minuten

Nährstoffangaben (pro Stück)

Kalorien: 320 kcal, Fett: 20 g, Kohlenhydrate: 28 g, Eiweiß: 4 g

Portionen

Ergibt 12 Stücke

<u>**Anleitung**</u>

Heize den Backofen auf 180°C vor und fette eine Springform (ca. 24 cm Durchmesser) ein. Für den Kuchenboden mischst du Mehl, Zucker, Cannabisbutter, Ei, Backpulver und Salz in einer großen Schüssel und knetest alles zu einem glatten Teig. Drücke den Teig gleichmäßig in die vorbereitete Springform und backe ihn für etwa 20-25 Minuten, bis er goldbraun ist. Lass den Kuchenboden vollständig abkühlen.

Während der Kuchenboden abkühlt, wäschst und putzt du die Erdbeeren. Schneide die Hälfte der Erdbeeren in Scheiben und lasse die andere Hälfte ganz. Schlage die Schlagsahne mit dem Puderzucker und dem Vanilleextrakt steif.

Verteile eine dünne Schicht Schlagsahne auf dem abgekühlten Kuchenboden. Lege die geschnittenen Erdbeeren darauf und bedecke sie mit der restlichen Schlagsahne. Verziere die Torte mit den ganzen Erdbeeren.

Stelle die Torte für mindestens 2 Stunden in den Kühlschrank, damit sie gut durchkühlt und die Aromen sich entfalten können. Genieße die Erdbeer-Sahne-Torte als besonderes Dessert. Die Wirkung setzt nach etwa 30-60 Minuten ein, also genieße sie in Maßen.

<u>**Schwierigkeitsgrad**</u>

Mittel

Rezept 8: Cannabis-Schoko-Trüffel

Zutaten

🍁 200 g Zartbitterschokolade

🍁 100 g Cannabisbutter (siehe Seite 14)

🍁 50 g Puderzucker

🍁 2 EL Kakaopulver

🍁 1 TL Vanilleextrakt

🍁 50 g gehackte Nüsse (optional)

Zubereitungszeit

Vorbereitung: 20 Minuten, Kühlzeit: 1 Stunde

Gesamtzeit: 1 Stunde 20 Minuten

Nährstoffangaben (pro Trüffel)

Kalorien: 80 kcal, Fett: 6 g, Kohlenhydrate: 8 g, Eiweiß: 1 g

Portionen

Ergibt 20 Trüffel

Anleitung

Schmelze die Zartbitterschokolade und die Cannabisbutter in einem hitzebeständigen Topf bei niedriger Hitze, bis die Mischung glatt ist. Rühre den Puderzucker, das Kakaopulver und den Vanilleextrakt unter, bis alles gut vermischt ist. Falls du Nüsse verwenden möchtest, rühre diese ebenfalls unter.

Lasse die Mischung leicht abkühlen und stelle sie dann für etwa 1 Stunde in den Kühlschrank, bis sie fest genug ist, um sie zu formen. Mit einem Teelöffel nimmst du kleine Portionen der Schokoladenmasse und rollst sie zu Kugeln.

Wälze die Trüffel in Kakaopulver oder gehackten Nüssen, um sie zu dekorieren. Bewahre die fertigen Trüffel im Kühlschrank auf und genieße sie in Maßen. Die Wirkung setzt nach etwa 30-60 Minuten ein.

Schwierigkeitsgrad

Rezept 9: Cannabis-Honig-Karamell-Popcorn

Zutaten

- 1 g Cannabisblüten, fein gemahlen
- 100 g Butter
- 100 g Honig
- 100 g Zucker
- 1 TL Vanilleextrakt
- 1 Prise Salz
- 100 g Popcorn-Mais

Zubereitungszeit

Vorbereitung: 10 Minuten

Kochzeit: 20 Minuten

Gesamtzeit: 30 Minuten

Nährstoffangaben (pro Portion)

Kalorien: 150 kcal, Fett: 8 g, Kohlenhydrate: 20 g, Eiweiß: 1 g

Portionen

Ergibt 4 Portionen

Anleitung

Erhitze die Butter in einem kleinen Topf bei niedriger Hitze und gib die fein gemahlenen Cannabisblüten hinzu. Lass die Mischung etwa 45 Minuten bei niedriger Hitze köcheln und rühre gelegentlich um. Pass auf, dass die Butter nicht überkocht. Siebe die Butter anschließend durch ein feines Sieb oder Käsetuch, um die Pflanzenreste zu entfernen, und lass sie abkühlen.

In einem großen Topf erhitzt du die Cannabisbutter, den Honig und den Zucker bei mittlerer Hitze, bis der Zucker vollständig aufgelöst ist und die Mischung zu karamellisieren beginnt. Rühre den Vanilleextrakt und eine Prise Salz unter.

Während das Karamell köchelt, bereitest du das Popcorn nach Packungsanweisung zu. Gib das frisch gemachte Popcorn in eine große Schüssel und gieße das heiße Karamell darüber. Rühre gut um, damit das Popcorn gleichmäßig mit dem Karamell überzogen ist.

Lass das Karamell-Popcorn abkühlen und genieße es als süßen Snack. Die Wirkung setzt nach etwa 30-60 Minuten ein, also genieße es in Maßen.

Schwierigkeitsgrad

Mittel

Rezept 10: Cannabis Vanillepudding

Zutaten

- 1 g Cannabisblüten, fein gemahlen
- 500 ml Milch
- 100 g Zucker
- 3 Eigelb
- 1 EL Maisstärke
- 1 TL Vanilleextrakt

Zubereitungszeit

Vorbereitung: 10 Minuten

Kochzeit: 20 Minuten

Kühlzeit: 2 Stunden

Gesamtzeit: 2 Stunden 30 Minuten

Nährstoffangaben (pro Portion)

Kalorien: 200 kcal, Fett: 8 g, Kohlenhydrate: 28 g,Eiweiß: 5 g

Portionen

Ergibt 4 Portionen

Anleitung

Erhitze die Milch in einem kleinen Topf bei niedriger Hitze und gib die fein gemahlenen Cannabisblüten hinzu. Lass die Mischung etwa 45 Minuten bei niedriger Hitze köcheln und rühre gelegentlich um. Siebe die Milch anschließend durch ein feines Sieb oder Käsetuch, um die Pflanzenreste zu entfernen, und lass sie abkühlen.

In einer Schüssel verquirlst du Zucker, Eigelb und Maisstärke, bis die Mischung blass und cremig ist. Erhitze die abgekühlte Cannabis-Milch erneut, bis sie fast kocht. Gieße die heiße Milch langsam unter ständigem Rühren in die Eimischung, um ein stocken der Eier zu verhindern.

Gieße die Mischung zurück in den Topf und erhitze sie bei mittlerer Hitze unter ständigem Rühren, bis der Pudding eindickt und eine cremige Konsistenz erreicht. Rühre den Vanilleextrakt unter und nimm den Topf vom Herd.

Gieße den Pudding in Dessertschalen und lasse ihn abkühlen. Stelle den Pudding für mindestens 2 Stunden in den Kühlschrank, damit er fest wird. Genieße den Vanillepudding als leckeren Nachtisch. Die Wirkung setzt nach etwa 30-60 Minuten ein, also genieße ihn in Maßen.

Schwierigkeitsgrad

Mittel

Rezept 11: Cannabis-Butterkekse

Zutaten

- 200 g Cannabisbutter (siehe Seite 14)
- 200 g Zucker
- 1 Ei
- 1 TL Vanilleextrakt
- 300 g Mehl
- 1 TL Backpulver
- 1 Prise Salz

Zubereitungszeit

Vorbereitung: 20 Minuten, Backzeit: 15 Minuten

Gesamtzeit: 35 Minuten

Nährstoffangaben (pro Keks)

Kalorien: 120 kcal, Fett: 6 g, Kohlenhydrate: 15 g, Eiweiß: 2 g

Portionen

Ergibt 24 Kekse

Anleitung

Heize den Backofen auf 180°C vor und lege ein Backblech mit Backpapier aus. In einer großen Schüssel schlägst du die Cannabisbutter mit dem Zucker cremig. Füge das Ei und den Vanilleextrakt hinzu und rühre gut um.

In einer separaten Schüssel vermischst du Mehl, Backpulver und Salz. Gib die trockenen Zutaten nach und nach zur Buttermischung und rühre, bis ein glatter Teig entsteht. Rolle den Teig auf einer leicht bemehlten Arbeitsfläche aus und steche mit Ausstechformen Kekse aus.

Lege die Kekse auf das vorbereitete Backblech und backe sie für etwa 12-15 Minuten oder bis sie goldbraun sind. Lass die Kekse auf einem Gitter abkühlen.

Genieße die Butterkekse als süßen Snack. Die Wirkung setzt nach etwa 30-60 Minuten ein, also genieße sie in Maßen.

Schwierigkeitsgrad

Einfach

Rezept 12: Cannabis-Apfelstreuselkuchen

Zutaten

Für den Kuchenboden:

- 200 g Mehl
- 100 g Zucker
- 100 g Cannabisbutter (siehe Seite 14)
- 1 Ei
- 1 TL Backpulver
- 1 Prise Salz

Für die Füllung:

- 4 Äpfel, geschält und in Scheiben geschnitten
- 2 EL Zucker
- 1 TL Zimt

Für die Streusel:

- 100 g Mehl
- 100 g Zucker
- 100 g Butter

Zubereitungszeit

Vorbereitung: 30 Minuten

Backzeit: 45 Minuten

Gesamtzeit: 1 Stunde 15 Minuten

Nährstoffangaben (pro Stück)

Kalorien: 350 kcal, Fett: 18 g, Kohlenhydrate: 44 g, Eiweiß: 4 g

Portionen

Ergibt 12 Stücke

Anleitung

Heize den Backofen auf 180°C vor und fette eine Springform (ca. 24 cm Durchmesser) ein. Für den Kuchenboden mischst du Mehl, Zucker, Cannabisbutter, Ei, Backpulver und Salz in einer großen Schüssel und knetest alles zu einem glatten Teig. Drücke den Teig gleichmäßig in die vorbereitete Springform.

Für die Füllung mischst du die Apfelscheiben mit Zucker und Zimt und verteilst sie gleichmäßig auf dem Teigboden.

Für die Streusel vermischst du Mehl, Zucker und Butter in einer Schüssel und knetest die Mischung, bis sich Streusel bilden. Verteile die Streusel gleichmäßig über die Äpfel.

Backe den Kuchen für etwa 40-45 Minuten, bis die Streusel goldbraun sind. Lass den Kuchen in der Form abkühlen.

Genieße den Apfelstreuselkuchen als köstliches Dessert. Die Wirkung setzt nach etwa 30-60 Minuten ein, also genieße ihn in Maßen.

Schwierigkeitsgrad

Mittel

Rezept 13: Cannabis Zitronen-Ricotta-Käsekuchen

Zutaten

Für die Kruste:

- 🌿 200 g Kekskrümel (z.B. Butterkekse)
- 🌿 100 g Cannabisbutter, geschmolzen (siehe Seite 14)

Für die Füllung:

- 🌿 500 g Ricotta
- 🌿 250 g Frischkäse
- 🌿 200 g Zucker
- 🌿 3 Eier
- 🌿 Saft und Schale von 2 Zitronen
- 🌿 1 TL Vanilleextrakt

Zubereitungszeit

Vorbereitung: 20 Minuten

Backzeit: 60 Minuten

Kühlzeit: 2 Stunden

Gesamtzeit: 3 Stunden 20 Minuten

Nährstoffangaben (pro Stück)

Kalorien: 320 kcal, Fett: 22 g, Kohlenhydrate: 25 g, Eiweiß: 8 g

Portionen

Ergibt 12 Stücke

<u>**Anleitung**</u>

Heize den Backofen auf 160°C vor und fette eine Springform (ca. 24 cm Durchmesser) ein. Für die Kruste vermischst du die Kekskrümel mit der geschmolzenen Cannabisbutter, bis alles gut vermischt ist. Drücke die Mischung gleichmäßig auf den Boden der Springform.

In einer großen Schüssel schlägst du den Ricotta, den Frischkäse und den Zucker cremig. Füge die Eier einzeln hinzu und rühre nach jedem Ei gut um. Gib den Zitronensaft, die Zitronenschale und den Vanilleextrakt hinzu und rühre, bis alles gut vermischt ist.

Gieße die Füllung auf die vorbereitete Kruste und backe den Käsekuchen für etwa 60 Minuten oder bis die Mitte nur leicht wackelt. Lasse den Käsekuchen im ausgeschalteten Ofen bei geöffneter Tür etwa 1 Stunde abkühlen und stelle ihn dann für mindestens 2 Stunden in den Kühlschrank.

Genieße den Zitronen-Ricotta-Käsekuchen als erfrischendes Dessert. Die Wirkung setzt nach etwa 30-60 Minuten ein, also genieße ihn in Maßen.

<u>**Schwierigkeitsgrad**</u>

Mittel

Rezept 14: Cannabis-Schokoladenmousse

Zutaten

- 200 g Zartbitterschokolade
- 100 g Cannabisbutter (siehe Seite 14)
- 4 Eier, getrennt
- 100 g Zucker
- 1 TL Vanilleextrakt
- 1 Prise Salz
- 200 ml Schlagsahne

Zubereitungszeit

Vorbereitung: 20 Minuten

Kühlzeit: 2 Stunden

Gesamtzeit: 2 Stunden 20 Minuten

Nährstoffangaben (pro Portion)

Kalorien: 350 kcal, Fett: 28 g, Kohlenhydrate: 20 g, Eiweiß: 6 g

Portionen

Ergibt 6 Portionen

Schmelze die Zartbitterschokolade zusammen mit der Cannabisbutter in einem hitzebeständigen Topf bei niedriger Hitze, bis die Mischung glatt ist. Lass die Mischung leicht abkühlen.

In einer großen Schüssel schlägst du die Eigelbe mit dem Zucker und dem Vanilleextrakt, bis die Mischung blass und cremig ist. Rühre die abgekühlte Schokoladenmischung unter.

In einer separaten Schüssel schlägst du die Eiweiße mit einer Prise Salz steif. Hebe den Eischnee vorsichtig unter die Schokoladenmischung, bis alles gut vermischt ist.

Schlage die Schlagsahne steif und hebe sie ebenfalls vorsichtig unter die Schokoladenmischung. Verteile die Mousse auf Dessertgläser und stelle sie für mindestens 2 Stunden in den Kühlschrank, damit sie fest wird.

Genieße die Schokoladenmousse als luxuriöses Dessert. Die Wirkung setzt nach etwa 30-60 Minuten ein, also genieße sie in Maßen.

<u>Schwierigkeitsgrad</u>

Mittel

Rezept 15: Cannabis-Kokosmakronen

Zutaten

- 200 g Cannabisbutter (siehe Seite 14)
- 200 g Zucker
- 4 Eiweiß
- 1 TL Vanilleextrakt
- 300 g Kokosraspeln

Zubereitungszeit

Vorbereitung: 15 Minuten

Backzeit: 20 Minuten

Gesamtzeit: 35 Minuten

Nährstoffangaben (pro Makrone)

Kalorien: 100 kcal, Fett: 7 g, Kohlenhydrate: 8 g, Eiweiß: 1 g

Portionen

Ergibt 24 Makronen

Anleitung

Heize den Backofen auf 180°C vor und lege ein Backblech mit Backpapier aus. In einer großen Schüssel schlägst du die Cannabisbutter mit dem Zucker cremig. Füge die Eiweiße und den Vanilleextrakt hinzu und rühre gut um.

Gib die Kokosraspeln hinzu und rühre, bis alles gut vermischt ist. Mit einem Teelöffel formst du kleine Häufchen und setzt sie auf das vorbereitete Backblech.

Backe die Kokosmakronen für etwa 15-20 Minuten oder bis sie goldbraun sind. Lass die Makronen auf einem Gitter abkühlen.

Genieße die Kokosmakronen als süßen Snack. Die Wirkung setzt nach etwa 30-60 Minuten ein, also genieße sie in Maßen.

Schwierigkeitsgrad

Einfach

Rezept 16: Cannabis-Bananenbrot

Zutaten

- 100 g Cannabisbutter (siehe Seite 14)
- 150 g Zucker
- 2 Eier
- 3 reife Bananen, zerdrückt
- 1 TL Vanilleextrakt
- 200 g Mehl
- 1 TL Backpulver
- 1 Prise Salz
- 1 TL Zimt (optional)

Zubereitungszeit

Vorbereitung: 15 Minuten

Backzeit: 60 Minuten

Gesamtzeit: 1 Stunde 15 Minuten

Nährstoffangaben (pro Scheibe)

Kalorien: 180 kcal, Fett: 8 g, Kohlenhydrate: 25 g, Eiweiß: 3 g

Portionen

Ergibt 12 Scheiben

<u>**Anleitung**</u>

Heize den Backofen auf 180°C vor und fette eine Kastenform ein. In einer großen Schüssel schlägst du die Cannabisbutter mit dem Zucker cremig. Füge die Eier, die zerdrückten Bananen und den Vanilleextrakt hinzu und rühre gut um.

In einer separaten Schüssel vermischst du Mehl, Backpulver, Salz und Zimt (falls verwendet). Gib die trockenen Zutaten nach und nach zur Buttermischung und rühre, bis ein glatter Teig entsteht.

Gieße den Teig in die vorbereitete Kastenform und backe das Bananenbrot für etwa 60 Minuten oder bis ein Zahnstocher, der in die Mitte gesteckt wird, sauber herauskommt. Lass das Bananenbrot in der Form abkühlen.

Genieße das Bananenbrot als köstlichen Snack oder zum Frühstück. Die Wirkung setzt nach etwa 30-60 Minuten ein, also genieße es in Maßen.

<u>**Schwierigkeitsgrad**</u>

Mittel

Rezept 17: Cannabis-Schokoladenkuchen

Zutaten

- 200 g Cannabisbutter (siehe Seite 14)
- 200 g Zucker
- 4 Eier
- 200 g Zartbitterschokolade, geschmolzen
- 200 g Mehl
- 1 TL Backpulver
- 1 Prise Salz
- 1 TL Vanilleextrakt

Zubereitungszeit

Vorbereitung: 20 Minuten, Backzeit: 30 Minuten

Gesamtzeit: 50 Minuten

Nährstoffangaben (pro Stück)

Kalorien: 280 kcal, Fett: 18 g, Kohlenhydrate: 28 g, Eiweiß: 4 g

Portionen

Ergibt 12 Stücke

Anleitung

Heize den Backofen auf 180°C vor und fette eine Springform (ca. 24 cm Durchmesser) ein. In einer großen Schüssel schlägst du die Cannabisbutter mit dem Zucker cremig. Füge die Eier und den Vanilleextrakt hinzu und rühre gut um.

Gib die geschmolzene Zartbitterschokolade hinzu und rühre, bis alles gut vermischt ist. In einer separaten Schüssel vermischst du Mehl, Backpulver und Salz. Gib die trockenen Zutaten nach und nach zur Buttermischung und rühre, bis ein glatter Teig entsteht.

Gieße den Teig in die vorbereitete Springform und backe den Kuchen für etwa 30 Minuten oder bis ein Zahnstocher, der in die Mitte gesteckt wird, sauber herauskommt. Lass den Kuchen in der Form abkühlen.

Genieße den Schokoladenkuchen als leckeres Dessert. Die Wirkung setzt nach etwa 30-60 Minuten ein, also genieße ihn in Maßen.

Schwierigkeitsgrad

Mittel

Rezept 18: Cannabis-Schoko-Bananen-Muffins

Zutaten

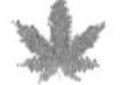 100 g Cannabisbutter (siehe Seite 14)

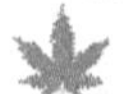 100 g Zucker

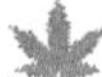 2 Eier

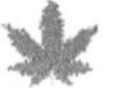 2 reife Bananen, zerdrückt

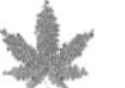 1 TL Vanilleextrakt

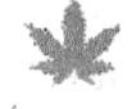 150 g Mehl

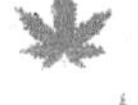 1 TL Backpulver

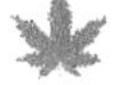 1 Prise Salz

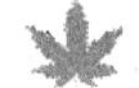 100 g Schokoladenstückchen

Zubereitungszeit

Vorbereitung: 15 Minuten

Backzeit: 20 Minuten

Gesamtzeit: 35 Minuten

Nährstoffangaben (pro Muffin)

Kalorien: 180 kcal, Fett: 10 g, Kohlenhydrate: 20 g, Eiweiß: 3 g

Portionen

Ergibt 12 Muffins

<u>**Anleitung**</u>

Heize den Backofen auf 180°C vor und lege ein Muffinblech mit Papierförmchen aus. In einer großen Schüssel schlägst du die Cannabisbutter mit dem Zucker cremig. Füge die Eier, die zerdrückten Bananen und den Vanilleextrakt hinzu und rühre gut um.

In einer separaten Schüssel vermischst du Mehl, Backpulver und Salz. Gib die trockenen Zutaten nach und nach zur Buttermischung und rühre, bis ein glatter Teig entsteht. Hebe die Schokoladenstückchen unter.

Fülle den Teig gleichmäßig in die Muffinförmchen und backe die Muffins für etwa 18-20 Minuten oder bis ein Zahnstocher, der in die Mitte gesteckt wird, sauber herauskommt. Lass die Muffins auf einem Gitter abkühlen.

Genieße die Schoko-Bananen-Muffins als köstlichen Snack. Die Wirkung setzt nach etwa 30-60 Minuten ein, also genieße sie in Maßen.

<u>**Schwierigkeitsgrad**</u>

Einfach

Rezept 19: Cannabis-Schoko-Erdnussbutter-Cookies

Zutaten

* 200 g Cannabisbutter (siehe Seite 14)
* 200 g Zucker
* 2 Eier
* 1 TL Vanilleextrakt
* 250 g Erdnussbutter
* 200 g Mehl
* 1 TL Backpulver
* 1 Prise Salz
* 100 g Schokoladenstückchen

Zubereitungszeit

Vorbereitung: 15 Minuten

Backzeit: 12 Minuten

Gesamtzeit: 27 Minuten

Nährstoffangaben (pro Cookie)

Kalorien: 200 kcal, Fett: 12 g, Kohlenhydrate: 18 g,Eiweiß: 4 g

Portionen

Ergibt 24 Cookies

Anleitung

Heize den Backofen auf 180°C vor und lege ein Backblech mit Backpapier aus. In einer großen Schüssel schlägst du die Cannabisbutter mit dem Zucker cremig. Füge die Eier und den Vanilleextrakt hinzu und rühre gut um.

Gib die Erdnussbutter hinzu und rühre, bis alles gut vermischt ist. In einer separaten Schüssel vermischst du Mehl, Backpulver und Salz. Gib die trockenen Zutaten nach und nach zur Buttermischung und rühre, bis ein glatter Teig entsteht. Hebe die Schokoladenstückchen unter.

Mit einem Esslöffel formst du kleine Teigkugeln und setzt sie auf das vorbereitete Backblech. Lasse genug Abstand zwischen den Cookies, da sie beim Backen auseinanderlaufen. Backe die Cookies für etwa 10-12 Minuten oder bis die Ränder leicht goldbraun sind.

Lass die Cookies auf einem Gitter abkühlen. Genieße die Schoko-Erdnussbutter-Cookies als süßen Snack. Die Wirkung setzt nach etwa 30-60 Minuten ein, also genieße sie in Maßen.

Schwierigkeitsgrad

Einfach

Rezept 20: Cannabis-Schoko-Nuss-Fudge

Zutaten

- 400 g Zartbitterschokolade
- 100 g Cannabisbutter (siehe Seite 14)
- 1 Dose (400 g) gezuckerte Kondensmilch
- 1 TL Vanilleextrakt
- 200 g gehackte Nüsse (z.B. Walnüsse oder Mandeln)

Zubereitungszeit

Vorbereitung: 10 Minuten, Kühlzeit: 2 Stunden

Gesamtzeit: 2 Stunden 10 Minuten

Nährstoffangaben (pro Stück)

Kalorien: 150 kcal, Fett: 10 g, Kohlenhydrate: 15 g, Eiweiß: 2 g

Portionen

Ergibt 24 Stücke

Anleitung

Schmelze die Zartbitterschokolade zusammen mit der Cannabisbutter in einem hitzebeständigen Topf bei niedriger Hitze, bis die Mischung glatt ist. Rühre die gezuckerte Kondensmilch und den Vanilleextrakt unter, bis alles gut vermischt ist.

Hebe die gehackten Nüsse unter und rühre, bis sie gleichmäßig verteilt sind. Gieße die Mischung in eine mit Backpapier ausgelegte quadratische Backform (ca. 20x20 cm) und stelle sie für mindestens 2 Stunden in den Kühlschrank, damit der Fudge fest wird.

Schneide den Fudge in 24 Stücke und genieße ihn als süßen Snack. Die Wirkung setzt nach etwa 30-60 Minuten ein, also genieße ihn in Maßen.

Schwierigkeitsgrad

Einfach

Rezept 21: Cannabis-Vanillekipferl

Zutaten

🌿 200 g Cannabisbutter (siehe Seite 14)

🌿 100 g Zucker

🌿 2 Eigelb

🌿 1 TL Vanilleextrakt

🌿 300 g Mehl

🌿 100 g gemahlene Mandeln

🌿 1 Prise Salz

🌿 Puderzucker zum Bestäuben

Zubereitungszeit

Vorbereitung: 20 Minuten, Backzeit: 15 Minuten

Gesamtzeit: 35 Minuten

Nährstoffangaben (pro Kipferl)

Kalorien: 120 kcal, Fett: 8 g, Kohlenhydrate: 12 g, Eiweiß: 2 g

Portionen: Ergibt 40 Kipferl

Anleitung

Heize den Backofen auf 180°C vor und lege ein Backblech mit Backpapier aus. In einer großen Schüssel schlägst du die Cannabisbutter mit dem Zucker cremig. Füge die Eigelb und den Vanilleextrakt hinzu und rühre gut um.

In einer separaten Schüssel vermischst du Mehl, gemahlene Mandeln und Salz. Gib die trockenen Zutaten nach und nach zur Buttermischung und rühre, bis ein glatter Teig entsteht.

Forme aus dem Teig kleine Kipferl und lege sie auf das vorbereitete Backblech. Backe die Vanillekipferl für etwa 12-15 Minuten oder bis sie leicht goldbraun sind.

Lass die Kipferl auf einem Gitter abkühlen und bestäube sie dann mit Puderzucker. Genieße die Vanillekipferl als köstliches Gebäck. Die Wirkung setzt nach etwa 30-60 Minuten ein, also genieße sie in Maßen.

Schwierigkeitsgrad

Mittel

Rezept 22: Cannabis-Ingwer-Plätzchen

Zutaten

* 200 g Cannabisbutter (siehe Seite 14)
* 200 g brauner Zucker
* 1 Ei
* 1 TL Vanilleextrakt
* 250 g Mehl
* 1 TL Backpulver
* 1 TL gemahlener Ingwer
* 1 TL Zimt
* 1 Prise Salz
* 100 g Kristallzucker zum Wälzen

Zubereitungszeit

Vorbereitung: 15 Minuten

Backzeit: 12 Minuten

Gesamtzeit: 27 Minuten

Nährstoffangaben (pro Plätzchen)

Kalorien: 150 kcal, Fett: 8 g, Kohlenhydrate: 18 g, Eiweiß: 2 g

Portionen

Ergibt 24 Plätzchen

<u>**Anleitung**</u>

Heize den Backofen auf 180°C vor und lege ein Backblech mit Backpapier aus. In einer großen Schüssel schlägst du die Cannabisbutter mit dem braunen Zucker cremig. Füge das Ei und den Vanilleextrakt hinzu und rühre gut um.

In einer separaten Schüssel vermischst du Mehl, Backpulver, gemahlenen Ingwer, Zimt und Salz. Gib die trockenen Zutaten nach und nach zur Buttermischung und rühre, bis ein glatter Teig entsteht.

Forme aus dem Teig kleine Kugeln und wälze sie im Kristallzucker. Lege die Kugeln auf das vorbereitete Backblech und drücke sie leicht flach. Backe die Ingwer-Plätzchen für etwa 10-12 Minuten oder bis die Ränder leicht goldbraun sind.

Lass die Plätzchen auf einem Gitter abkühlen. Genieße die Ingwer-Plätzchen als süßen Snack. Die Wirkung setzt nach etwa 30-60 Minuten ein, also genieße sie in Maßen.

<u>**Schwierigkeitsgrad**</u>

Einfach

Rezept 23: Cannabis-Cranberry-Walnuss-Bars

Zutaten

🍁 200 g Cannabisbutter (siehe Seite 14)
🍁 200 g brauner Zucker
🍁 2 Eier
🍁 1 TL Vanilleextrakt
🍁 250 g Mehl
🍁 1 TL Backpulver
🍁 1 Prise Salz
🍁 100 g getrocknete Cranberries
🍁 100 g gehackte Walnüsse

Zubereitungszeit

Vorbereitung: 15 Minuten

Backzeit: 25 Minuten

Gesamtzeit: 40 Minuten

Nährstoffangaben (pro Bar)

Kalorien: 180 kcal, Fett: 10 g, Kohlenhydrate: 20 g, Eiweiß: 3 g

Portionen

Ergibt 16 Bars

<u>**Anleitung**</u>

Heize den Backofen auf 180°C vor und fette eine quadratische Backform (ca. 20x20 cm) ein. In einer großen Schüssel schlägst du die Cannabisbutter mit dem braunen Zucker cremig. Füge die Eier und den Vanilleextrakt hinzu und rühre gut um.

In einer separaten Schüssel vermischst du Mehl, Backpulver und Salz. Gib die trockenen Zutaten nach und nach zur Buttermischung und rühre, bis ein glatter Teig entsteht. Hebe die getrockneten Cranberries und die gehackten Walnüsse unter.

Verteile den Teig gleichmäßig in der vorbereiteten Backform und backe die Bars für etwa 20-25 Minuten oder bis die Oberseite goldbraun ist und ein Zahnstocher, der in die Mitte gesteckt wird, sauber herauskommt. Lass die Bars in der Form abkühlen, bevor du sie in 16 Stücke schneidest.

Genieße die Cranberry-Walnuss-Bars als leckeren Snack. Die Wirkung setzt nach etwa 30-60 Minuten ein, also genieße sie in Maßen.

<u>**Schwierigkeitsgrad**</u>

Mittel

Rezept 24: Cannabis-Haferflocken-Rosinen-Kekse

Zutaten

- 200 g Cannabisbutter (siehe Seite 14)
- 200 g brauner Zucker
- 2 Eier
- 1 TL Vanilleextrakt
- 250 g Mehl
- 1 TL Backpulver
- 1 Prise Salz
- 200 g Haferflocken
- 100 g Rosinen

Zubereitungszeit

Vorbereitung: 15 Minuten

Backzeit: 12 Minuten

Gesamtzeit: 27 Minuten

Nährstoffangaben (pro Keks)

Kalorien: 180 kcal, Fett: 10 g, Kohlenhydrate: 20 g, Eiweiß: 3 g

Portionen

Ergibt 24 Kekse

Anleitung

Heize den Backofen auf 180°C vor und lege ein Backblech mit Backpapier aus. In einer großen Schüssel schlägst du die Cannabisbutter mit dem braunen Zucker cremig. Füge die Eier und den Vanilleextrakt hinzu und rühre gut um.

In einer separaten Schüssel vermischst du Mehl, Backpulver und Salz. Gib die trockenen Zutaten nach und nach zur Buttermischung und rühre, bis ein glatter Teig entsteht. Hebe die Haferflocken und die Rosinen unter.

Mit einem Esslöffel formst du kleine Teigkugeln und setzt sie auf das vorbereitete Backblech. Drücke die Kugeln leicht flach und backe die Kekse für etwa 10-12 Minuten oder bis die Ränder leicht goldbraun sind.

Lass die Kekse auf einem Gitter abkühlen. Genieße die Haferflocken-Rosinen-Kekse als leckeren Snack. Die Wirkung setzt nach etwa 30-60 Minuten ein, also genieße sie in Maßen.

Schwierigkeitsgrad

Einfach

Rezept 25: Cannabis-Kokos-Schokoladen-Trüffel

Zutaten

- 🍁 200 g Zartbitterschokolade
- 🍁 100 g Cannabisbutter (siehe Seite 14)
- 🍁 50 g Puderzucker
- 🍁 1 TL Vanilleextrakt
- 🍁 50 g Kokosraspeln
- 🍁 50 g Kakaopulver zum Wälzen

Zubereitungszeit

Vorbereitung: 20 Minuten, Kühlzeit: 1 Stunde

Gesamtzeit: 1 Stunde 20 Minuten

Nährstoffangaben (pro Trüffel)

Kalorien: 90 kcal, Fett: 6 g, Kohlenhydrate: 8 g, Eiweiß: 1 g

Portionen

Ergibt 20 Trüffel

Anleitung

Schmelze die Zartbitterschokolade und die Cannabisbutter in einem hitzebeständigen Topf bei niedriger Hitze, bis die Mischung glatt ist. Rühre den Puderzucker und den Vanilleextrakt unter, bis alles gut vermischt ist. Hebe die Kokosraspeln unter und mische alles gut durch.

Lasse die Mischung leicht abkühlen und stelle sie dann für etwa 1 Stunde in den Kühlschrank, bis sie fest genug ist, um sie zu formen. Mit einem Teelöffel nimmst du kleine Portionen der Schokoladenmischung und rollst sie zu Kugeln.

Wälze die Trüffel in Kakaopulver, um sie zu dekorieren. Bewahre die fertigen Trüffel im Kühlschrank auf und genieße sie in Maßen. Die Wirkung setzt nach etwa 30-60 Minuten ein.

Schwierigkeitsgrad

Einfach

Rezept 26: Cannabis-Zitronen-Mohn-Muffins

Zutaten

- 200 g Cannabisbutter (siehe Seite 14)
- 200 g Zucker
- 2 Eier
- 1 TL Vanilleextrakt
- 250 g Mehl
- 1 TL Backpulver
- 1 Prise Salz
- Saft und Schale von 2 Zitronen
- 2 EL Mohn

Zubereitungszeit

Vorbereitung: 15 Minuten

Backzeit: 20 Minuten

Gesamtzeit: 35 Minuten

Nährstoffangaben (pro Muffin)

Kalorien: 190 kcal, Fett: 10 g, Kohlenhydrate: 22 g, Eiweiß: 3 g

Portionen

Ergibt 12 Muffins

Heize den Backofen auf 180°C vor und lege ein Muffinblech mit Papierförmchen aus. In einer großen Schüssel schlägst du die Cannabisbutter mit dem Zucker cremig. Füge die Eier und den Vanilleextrakt hinzu und rühre gut um.

In einer separaten Schüssel vermischst du Mehl, Backpulver und Salz. Gib die trockenen Zutaten nach und nach zur Buttermischung und rühre, bis ein glatter Teig entsteht. Hebe den Zitronensaft, die Zitronenschale und den Mohn unter.

Fülle den Teig gleichmäßig in die Muffinförmchen und backe die Muffins für etwa 18-20 Minuten oder bis ein Zahnstocher, der in die Mitte gesteckt wird, sauber herauskommt. Lass die Muffins auf einem Gitter abkühlen.

Genieße die Zitronen-Mohn-Muffins als köstlichen Snack. Die Wirkung setzt nach etwa 30-60 Minuten ein, also genieße sie in Maßen.

<u>Schwierigkeitsgrad</u>

Einfach

Rezept 27: Cannabis-Brownie-Eiscreme-Sandwiches

Zutaten

Für die Brownies:

- 200 g Cannabisbutter (siehe Seite 14)
- 200 g Zucker
- 4 Eier
- 200 g Zartbitterschokolade, geschmolzen
- 200 g Mehl
- 1 TL Backpulver
- 1 Prise Salz
- 1 TL Vanilleextrakt

Für die Füllung:

- 1 Liter Vanilleeis

Zubereitungszeit

Vorbereitung: 20 Minuten

Backzeit: 25 Minuten

Kühlzeit: 2 Stunden

Gesamtzeit: 2 Stunden 45 Minuten

Nährstoffangaben (pro Sandwich)

Kalorien: 350 kcal, Fett: 20 g, Kohlenhydrate: 35 g, Eiweiß: 5 g

Portionen

Ergibt 12 Sandwiches

Anleitung

Heize den Backofen auf 180°C vor und fette ein Backblech ein. Für die Brownies schlägst du die Cannabisbutter mit dem Zucker cremig. Füge die Eier und den Vanilleextrakt hinzu und rühre gut um. Gib die geschmolzene Zartbitterschokolade hinzu und rühre, bis alles gut vermischt ist.

In einer separaten Schüssel vermischst du Mehl, Backpulver und Salz. Gib die trockenen Zutaten nach und nach zur Buttermischung und rühre, bis ein glatter Teig entsteht. Verteile den Teig gleichmäßig auf dem vorbereiteten Backblech und backe die Brownies für etwa 20-25 Minuten oder bis ein Zahnstocher, der in die Mitte gesteckt wird, sauber herauskommt.

Lass die Brownies vollständig abkühlen und schneide sie dann in 24 gleich große Quadrate. Nimm das Vanilleeis aus dem Gefrierschrank und lasse es leicht weich werden. Verteile das Eis gleichmäßig auf 12 der Brownie-Quadrate und lege die restlichen 12 Quadrate darauf, um Sandwiches zu formen.

Stelle die Sandwiches für mindestens 2 Stunden in den Gefrierschrank, damit sie fest werden. Genieße die Brownie-Eiscreme-Sandwiches als erfrischenden Leckerbissen. Die Wirkung setzt nach etwa 30-60 Minuten ein, also genieße sie in Maßen.

Schwierigkeitsgrad

Mittel

Rezept 28: Cannabis-Erdbeer-Törtchen

Zutaten

Für den Teig:

🌿 200 g Mehl

🌿 100 g Cannabisbutter (siehe Seite 14)

🌿 50 g Puderzucker

🌿 1 Ei

🌿 1 Prise Salz

Für die Füllung:

🌿 500 g frische Erdbeeren, in Scheiben geschnitten

🌿 200 ml Schlagsahne

🌿 2 EL Puderzucker

🌿 1 TL Vanilleextrakt

Zubereitungszeit

Vorbereitung: 20 Minuten

Backzeit: 15 Minuten

Kühlzeit: 30 Minuten

Gesamtzeit: 1 Stunde 5 Minuten

Nährstoffangaben (pro Törtchen)

Kalorien: 250 kcal, Fett: 15 g, Kohlenhydrate: 25 g, Eiweiß: 4 g

Portionen

Ergibt 12 Törtchen

Anleitung

Heize den Backofen auf 180°C vor und fette ein Muffinblech ein. In einer großen Schüssel vermischst du Mehl, Cannabisbutter, Puderzucker, Ei und Salz und knetest alles zu einem glatten Teig. Rolle den Teig auf einer leicht bemehlten Arbeitsfläche aus und schneide Kreise aus, die groß genug sind, um die Muffinformen auszukleiden.

Lege die Teigkreise in die Muffinformen und drücke sie vorsichtig an. Backe die Törtchenböden für etwa 12-15 Minuten oder bis sie goldbraun sind. Lass sie vollständig abkühlen.

In einer großen Schüssel schlägst du die Schlagsahne mit dem Puderzucker und dem Vanilleextrakt steif. Verteile die Schlagsahne gleichmäßig auf den abgekühlten Törtchenböden und lege die Erdbeerscheiben dekorativ darauf.

Stelle die Törtchen für etwa 30 Minuten in den Kühlschrank, damit sie gut durchziehen. Genieße die Erdbeer-Törtchen als köstliches Dessert. Die Wirkung setzt nach etwa 30-60 Minuten ein, also genieße sie in Maßen.

Schwierigkeitsgrad

Mittel

Rezept 29: Cannabis-Mango-Kokos-Pudding

Zutaten

- 1 g Cannabisblüten, fein gemahlen
- 400 ml Kokosmilch
- 200 ml Mangopüree
- 100 g Zucker
- 3 EL Maisstärke
- 1 TL Vanilleextrakt

Zubereitungszeit

Vorbereitung: 10 Minuten, Kochzeit: 20 Minuten

Kühlzeit: 2 Stunden, Gesamtzeit: 2 Stunden 30 Minuten

Nährstoffangaben (pro Portion)

Kalorien: 180 kcal, Fett: 8 g, Kohlenhydrate: 24 g, Eiweiß: 2 g

Portionen: Ergibt 4 Portionen

Anleitung

Erhitze die Kokosmilch in einem kleinen Topf bei niedriger Hitze und gib die fein gemahlenen Cannabisblüten hinzu. Lass die Mischung etwa 45 Minuten bei niedriger Hitze köcheln und rühre gelegentlich um. Siebe die Kokosmilch anschließend durch ein feines Sieb oder Käsetuch, um die Pflanzenreste zu entfernen, und lass sie abkühlen.

In einem weiteren Topf vermischst du die abgekühlte Kokosmilch mit dem Mangopüree, dem Zucker, der Maisstärke und dem Vanilleextrakt. Erhitze die Mischung bei mittlerer Hitze unter ständigem Rühren, bis sie eindickt und eine puddingartige Konsistenz erreicht.

Gieße den Pudding in Dessertschalen und lass ihn auf Raumtemperatur abkühlen. Stelle ihn anschließend für mindestens 2 Stunden in den Kühlschrank, damit er fest wird. Genieße den Mango-Kokos-Pudding als exotisches Dessert. Die Wirkung setzt nach etwa 30-60 Minuten ein, also genieße ihn in Maßen.

Schwierigkeitsgrad: Mittel

Rezept 30: Cannabis-Pfirsich-Cobbler

Zutaten

Für die Füllung:

- 1 g Cannabisblüten, fein gemahlen
- 500 g frische oder gefrorene Pfirsiche, in Scheiben geschnitten
- 100 g Zucker
- 1 EL Maisstärke
- 1 TL Zimt

Für den Teig:

- 200 g Mehl
- 100 g Zucker
- 100 g Cannabisbutter (siehe Seite 14)
- 1 Ei
- 1 TL Backpulver
- 1 Prise Salz

Zubereitungszeit

Vorbereitung: 20 Minuten

Backzeit: 35 Minuten

Gesamtzeit: 55 Minuten

Nährstoffangaben (pro Stück)

Kalorien: 250 kcal, Fett: 10 g, Kohlenhydrate: 35 g, Eiweiß: 3 g

Portionen

Ergibt 8 Stücke

<u>**Anleitung**</u>

Heize den Backofen auf 180°C vor und fette eine Auflaufform ein. Erhitze die Cannabisbutter in einem kleinen Topf bei niedriger Hitze und gib die fein gemahlenen Cannabisblüten hinzu. Lass die Mischung etwa 45 Minuten bei niedriger Hitze köcheln und rühre gelegentlich um. Siebe die Butter anschließend durch ein feines Sieb oder Käsetuch, um die Pflanzenreste zu entfernen, und lass sie abkühlen.

Für die Füllung vermischst du die Pfirsiche, Zucker, Maisstärke und Zimt in einer großen Schüssel. Gib die Mischung in die vorbereitete Auflaufform.

In einer separaten Schüssel vermischst du Mehl, Zucker, Backpulver und Salz. Gib die abgekühlte Cannabisbutter und das Ei hinzu und rühre, bis ein glatter Teig entsteht. Verteile den Teig gleichmäßig über die Pfirsichmischung.

Backe den Cobbler für etwa 30-35 Minuten oder bis die Oberseite goldbraun ist. Lass den Cobbler etwas abkühlen, bevor du ihn servierst. Genieße den Pfirsich-Cobbler als warmes Dessert. Die Wirkung setzt nach etwa 30-60 Minuten ein, also genieße ihn in Maßen.

<u>**Schwierigkeitsgrad**</u>

Mittel

Rezept 31: Cannabis-Schoko-Mandel-Riegel

Zutaten

- 200 g Cannabisbutter (siehe Seite 14)
- 200 g brauner Zucker
- 2 Eier
- 1 TL Vanilleextrakt
- 250 g Mehl
- 1 TL Backpulver
- 1 Prise Salz
- 100 g gehackte Mandeln
- 100 g Schokoladenstückchen

Zubereitungszeit

Vorbereitung: 15 Minuten

Backzeit: 25 Minuten

Gesamtzeit: 40 Minuten

Nährstoffangaben (pro Riegel)

Kalorien: 200 kcal, Fett: 12 g, Kohlenhydrate: 22 g, Eiweiß: 3 g

Portionen

Ergibt 16 Riegel

Anleitung

Heize den Backofen auf 180°C vor und fette eine quadratische Backform (ca. 20x20 cm) ein. In einer großen Schüssel schlägst du die Cannabisbutter mit dem braunen Zucker cremig. Füge die Eier und den Vanilleextrakt hinzu und rühre gut um.

In einer separaten Schüssel vermischst du Mehl, Backpulver und Salz. Gib die trockenen Zutaten nach und nach zur Buttermischung und rühre, bis ein glatter Teig entsteht. Hebe die gehackten Mandeln und die Schokoladenstückchen unter.

Verteile den Teig gleichmäßig in der vorbereiteten Backform und backe die Riegel für etwa 20-25 Minuten oder bis die Oberseite goldbraun ist und ein Zahnstocher, der in die Mitte gesteckt wird, sauber herauskommt. Lass die Riegel in der Form abkühlen, bevor du sie in 16 Stücke schneidest.

Genieße die Schoko-Mandel-Riegel als leckeren Snack. Die Wirkung setzt nach etwa 30-60 Minuten ein, also genieße sie in Maßen.

Schwierigkeitsgrad

Mittel

Rezept 32: Cannabis-Pflaumen-Crumble

Zutaten

Für die Füllung:

- 1 g Cannabisblüten, fein gemahlen
- 500 g Pflaumen, entsteint und in Scheiben geschnitten
- 100 g Zucker
- 1 EL Maisstärke
- 1 TL Zimt
- Für die Streusel:
- 150 g Mehl
- 100 g Zucker
- 100 g Cannabisbutter (siehe Seite 14)
- 1 TL Zimt
- 1 Prise Salz

Zubereitungszeit

Vorbereitung: 20 Minuten

Backzeit: 35 Minuten

Gesamtzeit: 55 Minuten

Nährstoffangaben (pro Portion)

Kalorien: 220 kcal

Fett: 10 g

Kohlenhydrate: 30 g

Eiweiß: 2 g

Portionen

Ergibt 8 Portionen

Anleitung

Heize den Backofen auf 180°C vor und fette eine Auflaufform ein. Erhitze die Cannabisbutter in einem kleinen Topf bei niedriger Hitze und gib die fein gemahlenen Cannabisblüten hinzu. Lass die Mischung etwa 45 Minuten bei niedriger Hitze köcheln und rühre gelegentlich um. Siebe die Butter anschließend durch ein feines Sieb oder Käsetuch, um die Pflanzenreste zu entfernen, und lass sie abkühlen.

Für die Füllung vermischst du die Pflaumen, Zucker, Maisstärke und Zimt in einer großen Schüssel. Gib die Mischung in die vorbereitete Auflaufform.

In einer separaten Schüssel vermischst du Mehl, Zucker, Zimt und Salz. Gib die abgekühlte Cannabisbutter hinzu und rühre, bis sich Streusel bilden. Verteile die Streusel gleichmäßig über die Pflaumenmischung.

Backe den Crumble für etwa 30-35 Minuten oder bis die Oberseite goldbraun ist. Lass den Crumble etwas abkühlen, bevor du ihn servierst. Genieße den Pflaumen-Crumble als warmes Dessert. Die Wirkung setzt nach etwa 30-60 Minuten ein, also genieße ihn in Maßen.

Schwierigkeitsgrad

Mittel

Rezept 33: Cannabis-Pfannkuchen

Zutaten

- 1 g Cannabisblüten, fein gemahlen
- 250 ml Milch
- 200 g Mehl
- 2 EL Zucker
- 1 TL Backpulver
- 1 Prise Salz
- 2 Eier
- 50 g geschmolzene Cannabisbutter (siehe Seite 14)
- 1 TL Vanilleextrakt

Zubereitungszeit

Vorbereitung: 10 Minuten

Kochzeit: 15 Minuten

Gesamtzeit: 25 Minuten

Nährstoffangaben (pro Pfannkuchen)

Kalorien: 200 kcal

Fett: 10 g

Kohlenhydrate: 25 g

Eiweiß: 5 g

Portionen

Ergibt 8 Pfannkuchen

<u>Anleitung</u>

Erhitze die Milch in einem kleinen Topf bei niedriger Hitze und gib die fein gemahlenen Cannabisblüten hinzu. Lass die Mischung etwa 45 Minuten bei niedriger Hitze köcheln und rühre gelegentlich um. Siebe die Milch anschließend durch ein feines Sieb oder Käsetuch, um die Pflanzenreste zu entfernen, und lass sie abkühlen.

In einer großen Schüssel vermischst du Mehl, Zucker, Backpulver und Salz. In einer separaten Schüssel schlägst du die Eier und gibst die geschmolzene Cannabisbutter, die abgekühlte Cannabis-Milch und den Vanilleextrakt hinzu. Rühre die flüssigen Zutaten unter die trockenen Zutaten, bis ein glatter Teig entsteht.

Erhitze eine Pfanne bei mittlerer Hitze und gib etwas Butter oder Öl hinein. Gieße eine kleine Menge Teig in die Pfanne und backe den Pfannkuchen, bis sich Blasen auf der Oberfläche bilden und die Ränder fest sind. Wende den Pfannkuchen und backe ihn auf der anderen Seite goldbraun. Wiederhole diesen Vorgang mit dem restlichen Teig.

Genieße die Pfannkuchen mit deinem Lieblingsbelag. Die Wirkung setzt nach etwa 30-60 Minuten ein, also genieße sie in Maßen.

<u>Schwierigkeitsgrad</u>

Einfach

Rezept 34: Cannabis-Karamell-Brownies

Zutaten

- 200 g Cannabisbutter (siehe Seite 14)
- 200 g Zucker
- 4 Eier
- 200 g Zartbitterschokolade, geschmolzen
- 200 g Mehl
- 1 TL Backpulver
- 1 Prise Salz
- 1 TL Vanilleextrakt
- 150 g Karamellsoße

Zubereitungszeit

Vorbereitung: 20 Minuten

Backzeit: 25 Minuten

Gesamtzeit: 45 Minuten

Nährstoffangaben (pro Brownie)

Kalorien: 250 kcal

Fett: 15 g

Kohlenhydrate: 28 g

Eiweiß: 3 g

Portionen

Ergibt 16 Brownies

Anleitung

Heize den Backofen auf 180°C vor und fette eine quadratische Backform (ca. 20x20 cm) ein. In einer großen Schüssel schlägst du die Cannabisbutter mit dem Zucker cremig. Füge die Eier und den Vanilleextrakt hinzu und rühre gut um.

Gib die geschmolzene Zartbitterschokolade hinzu und rühre, bis alles gut vermischt ist. In einer separaten Schüssel vermischst du Mehl, Backpulver und Salz. Gib die trockenen Zutaten nach und nach zur Buttermischung und rühre, bis ein glatter Teig entsteht.

Verteile die Hälfte des Teigs gleichmäßig in der vorbereiteten Backform. Gieße die Karamellsoße darüber und verteile dann den restlichen Teig darüber, sodass die Karamellsoße bedeckt ist.

Backe die Brownies für etwa 20-25 Minuten oder bis die Oberseite fest ist und ein Zahnstocher, der in die Mitte gesteckt wird, nur leicht klebrig herauskommt. Lass die Brownies vollständig in der Form abkühlen, bevor du sie in 16 Stücke schneidest.

Genieße die Karamell-Brownies als süßen Leckerbissen. Die Wirkung setzt nach etwa 30-60 Minuten ein, also genieße sie in Maßen.

Schwierigkeitsgrad

Mittel

Rezept 35: Cannabis-Obstsalat

Zutaten

- 1 g Cannabisblüten, fein gemahlen
- 200 ml Kokosmilch
- 1 EL Honig
- 1 TL Vanilleextrakt
- 2 Äpfel, gewürfelt
- 2 Orangen, geschält und gewürfelt
- 1 Mango, gewürfelt
- 1 Ananas, gewürfelt
- 200 g Trauben, halbiert

Zubereitungszeit

Vorbereitung: 15 Minuten

Gesamtzeit: 15 Minuten

Nährstoffangaben (pro Portion)

Kalorien: 150 kcal

Fett: 4 g

Kohlenhydrate: 30 g

Eiweiß: 2 g

Portionen

Ergibt 4 Portionen

Erhitze die Kokosmilch in einem kleinen Topf bei niedriger Hitze und gib die fein gemahlenen Cannabisblüten hinzu. Lass die Mischung etwa 45 Minuten bei niedriger Hitze köcheln und rühre gelegentlich um. Siebe die Kokosmilch anschließend durch ein feines Sieb oder Käsetuch, um die Pflanzenreste zu entfernen, und lass sie abkühlen.

In einer großen Schüssel vermischst du die abgekühlte Cannabis-Kokosmilch mit dem Honig und dem Vanilleextrakt. Gib die gewürfelten Äpfel, Orangen, Mango, Ananas und die halbierten Trauben hinzu und mische alles gut durch.

Stelle den Obstsalat für etwa 30 Minuten in den Kühlschrank, damit er gut durchziehen kann. Genieße den Obstsalat als erfrischenden und gesunden Snack. Die Wirkung setzt nach etwa 30-60 Minuten ein, also genieße ihn in Maßen.

Schwierigkeitsgrad

Einfach

Rezept 36: Cannabis-Vanille-Eiscreme

Zutaten

- 1 g Cannabisblüten, fein gemahlen
- 500 ml Sahne
- 250 ml Milch
- 150 g Zucker
- 1 TL Vanilleextrakt
- 5 Eigelb

Zubereitungszeit

Vorbereitung: 20 Minuten

Kochzeit: 15 Minuten

Gefrierzeit: 4 Stunden

Gesamtzeit: 4 Stunden 35 Minuten

Nährstoffangaben (pro Portion)

Kalorien: 300 kcal

Fett: 22 g

Kohlenhydrate: 20 g

Eiweiß: 4 g

Portionen

Ergibt 8 Portionen

Erhitze die Sahne und die Milch in einem kleinen Topf bei niedriger Hitze und gib die fein gemahlenen Cannabisblüten hinzu. Lass die Mischung etwa 45 Minuten bei niedriger Hitze köcheln und rühre gelegentlich um. Siebe die Mischung anschließend durch ein feines Sieb oder Käsetuch, um die Pflanzenreste zu entfernen, und lass sie abkühlen.

In einer großen Schüssel schlägst du die Eigelb mit dem Zucker cremig. Erhitze die abgekühlte Cannabis-Sahne-Milch-Mischung erneut, bis sie fast kocht. Gieße die heiße Mischung langsam unter ständigem Rühren in die Eigelb-Zucker-Mischung, um ein Stocken der Eier zu verhindern.

Gieße die Mischung zurück in den Topf und erhitze sie bei mittlerer Hitze unter ständigem Rühren, bis die Mischung eindickt und eine puddingartige Konsistenz erreicht. Rühre den Vanilleextrakt unter und nimm den Topf vom Herd.

Lasse die Mischung auf Raumtemperatur abkühlen und stelle sie dann in den Kühlschrank, bis sie vollständig gekühlt ist. Gib die Mischung in eine Eismaschine und folge den Anweisungen des Herstellers. Wenn du keine Eismaschine hast, kannst du die Mischung in einen flachen Behälter geben und alle 30 Minuten umrühren, bis sie gefroren ist.

Genieße die Vanille-Eiscreme als köstliches Dessert. Die Wirkung setzt nach etwa 30-60 Minuten ein, also genieße sie in Maßen.

Schwierigkeitsgrad

Mittel

Rezept 37: Cannabis-Blaubeer-Cheesecake-Bars

Zutaten

Für die Kruste:

- 200 g Kekskrümel (z.B. Butterkekse)
- 100 g Cannabisbutter, geschmolzen (siehe Seite 14)

Für die Füllung:

- 400 g Frischkäse
- 150 g Zucker
- 2 Eier
- 1 TL Vanilleextrakt
- 200 g frische Blaubeeren

Zubereitungszeit

Vorbereitung: 20 Minuten

Backzeit: 30 Minuten

Kühlzeit: 2 Stunden

Gesamtzeit: 2 Stunden 50 Minuten

Nährstoffangaben (pro Bar)

Kalorien: 200 kcal

Fett: 12 g

Kohlenhydrate: 18 g

Eiweiß: 4 g

Portionen

Ergibt 16 Bars

Anleitung

Heize den Backofen auf 180°C vor und fette eine quadratische Backform (ca. 20x20 cm) ein. In einer großen Schüssel vermischst du die Kekskrümel mit der geschmolzenen Cannabisbutter, bis alles gut vermischt ist. Drücke die Mischung gleichmäßig auf den Boden der Backform.

In einer weiteren großen Schüssel schlägst du den Frischkäse mit dem Zucker cremig. Füge die Eier und den Vanilleextrakt hinzu und rühre gut um. Hebe die Blaubeeren vorsichtig unter die Frischkäsemischung.

Gieße die Füllung auf die vorbereitete Kruste und backe die Cheesecake-Bars für etwa 25-30 Minuten oder bis die Mitte fest ist. Lass die Bars auf Raumtemperatur abkühlen und stelle sie dann für mindestens 2 Stunden in den Kühlschrank.

Schneide die abgekühlten Cheesecake-Bars in 16 Stücke und genieße sie als köstliches Dessert. Die Wirkung setzt nach etwa 30-60 Minuten ein, also genieße sie in Maßen.

Schwierigkeitsgrad

Mittel

Rezept 38: Cannabis-Schoko-Haselnuss-Aufstrich

Zutaten

- 200 g Haselnüsse, geröstet und geschält
- 100 g Zartbitterschokolade
- 50 g Cannabisbutter (siehe Seite 14)
- 50 g Puderzucker
- 1 TL Vanilleextrakt
- 1 Prise Salz

Zubereitungszeit

Vorbereitung: 15 Minuten, Gesamtzeit: 15 Minuten

Nährstoffangaben (pro Esslöffel)

Kalorien: 100 kcal, Fett: 8 g, Kohlenhydrate: 6 g, Eiweiß: 1 g

Portionen

Ergibt etwa 20 Esslöffel

Anleitung

Gib die gerösteten Haselnüsse in einen Mixer oder eine Küchenmaschine und püriere sie, bis eine glatte Paste entsteht. Schmelze die Zartbitterschokolade zusammen mit der Cannabisbutter in einem hitzebeständigen Topf bei niedriger Hitze, bis die Mischung glatt ist.

Füge die geschmolzene Schokoladen-Cannabisbutter-Mischung, den Puderzucker, den Vanilleextrakt und das Salz zu der Haselnusspaste hinzu und püriere alles erneut, bis der Aufstrich glatt und cremig ist.

Fülle den Aufstrich in ein luftdichtes Glas und bewahre ihn im Kühlschrank auf. Genieße den Schoko-Haselnuss-Aufstrich auf Brot, Brötchen oder als Topping für Desserts. Die Wirkung setzt nach etwa 30-60 Minuten ein, also genieße ihn in Maßen.

Schwierigkeitsgrad

Einfach

Rezept 39: Cannabis-Schoko-Minz-Plätzchen

Zutaten

🍁 200 g Cannabisbutter (siehe Seite 14)

🍁 200 g Zucker

🍁 2 Eier

🍁 1 TL Vanilleextrakt

🍁 1 TL Minzextrakt

🍁 250 g Mehl

🍁 1 TL Backpulver

🍁 1 Prise Salz

🍁 100 g Schokoladenstückchen

Zubereitungszeit

Vorbereitung: 15 Minuten

Backzeit: 12 Minuten

Gesamtzeit: 27 Minuten

Nährstoffangaben (pro Plätzchen)

Kalorien: 150 kcal, Fett: 8 g, Kohlenhydrate: 18 g, Eiweiß: 2 g

Portionen

Ergibt 24 Plätzchen

<u>Anleitung</u>

Heize den Backofen auf 180°C vor und lege ein Backblech mit Backpapier aus. In einer großen Schüssel schlägst du die Cannabisbutter mit dem Zucker cremig. Füge die Eier, den Vanilleextrakt und den Minzextrakt hinzu und rühre gut um.

In einer separaten Schüssel vermischst du Mehl, Backpulver und Salz. Gib die trockenen Zutaten nach und nach zur Buttermischung und rühre, bis ein glatter Teig entsteht. Hebe die Schokoladenstückchen unter.

Mit einem Esslöffel formst du kleine Teigkugeln und setzt sie auf das vorbereitete Backblech. Drücke die Kugeln leicht flach und backe die Plätzchen für etwa 10-12 Minuten oder bis die Ränder leicht goldbraun sind.

Lass die Plätzchen auf einem Gitter abkühlen. Genieße die Schoko-Minz-Plätzchen als süßen Snack. Die Wirkung setzt nach etwa 30-60 Minuten ein, also genieße sie in Maßen.

<u>Schwierigkeitsgrad</u>

Einfach

Rezept 40: Cannabis-Himbeer-Cheesecake

Zutaten

Für die Kruste:

- 200 g Kekskrümel (z.B. Butterkekse)
- 100 g Cannabisbutter, geschmolzen (siehe Seite 14)

Für die Füllung:

- 500 g Frischkäse
- 200 g Zucker
- 3 Eier
- 1 TL Vanilleextrakt
- 200 g frische Himbeeren

Für das Topping:

- 200 g frische Himbeeren
- 50 g Zucker
- 1 EL Zitronensaft

Zubereitungszeit

Vorbereitung: 20 Minuten

Backzeit: 60 Minuten

Kühlzeit: 2 Stunden

Gesamtzeit: 3 Stunden 20 Minuten

Nährstoffangaben (pro Stück)

Kalorien: 300 kcal

Fett: 20 g

Kohlenhydrate: 25 g

Eiweiß: 5 g

Portionen

Ergibt 12 Stücke

Anleitung

Heize den Backofen auf 160°C vor und fette eine Springform (ca. 24 cm Durchmesser) ein. In einer großen Schüssel vermischst du die Kekskrümel mit der geschmolzenen Cannabisbutter, bis alles gut vermischt ist. Drücke die Mischung gleichmäßig auf den Boden der Springform.

In einer weiteren großen Schüssel schlägst du den Frischkäse mit dem Zucker cremig. Füge die Eier und den Vanilleextrakt hinzu und rühre gut um. Hebe die frischen Himbeeren vorsichtig unter die Frischkäsemischung.

Gieße die Füllung auf die vorbereitete Kruste und backe den Cheesecake für etwa 50-60 Minuten oder bis die Mitte nur leicht wackelt. Lasse den Cheesecake im ausgeschalteten Ofen bei geöffneter Tür etwa 1 Stunde abkühlen und stelle ihn dann für mindestens 2 Stunden in den Kühlschrank.

Für das Topping vermischst du die frischen Himbeeren, Zucker und Zitronensaft in einem kleinen Topf und erhitzt die Mischung bei mittlerer Hitze, bis sie leicht eingedickt ist. Lasse das Topping abkühlen und verteile es dann auf dem abgekühlten Cheesecake.

Genieße den Himbeer-Cheesecake als köstliches Dessert. Die Wirkung setzt nach etwa 30-60 Minuten ein, also genieße ihn in Maßen.

Schwierigkeitsgrad

Mittel

Rezept 41: Cannabis-Kürbisbrot

Zutaten

* 200 g Cannabisbutter (siehe Seite 14)
* 200 g brauner Zucker
* 4 Eier
* 1 TL Vanilleextrakt
* 400 g Kürbispüree
* 300 g Mehl
* 2 TL Backpulver
* 1 TL Zimt
* 1 TL Muskatnuss
* 1 Prise Salz

Zubereitungszeit

Vorbereitung: 20 Minuten

Backzeit: 60 Minuten

Gesamtzeit: 1 Stunde 20 Minuten

Nährstoffangaben (pro Scheibe)

Kalorien: 180 kcal

Fett: 10 g

Kohlenhydrate: 20 g

Eiweiß: 3 g

Portionen

Ergibt 12 Scheiben

Anleitung

Heize den Backofen auf 180°C vor und fette eine Kastenform ein. In einer großen Schüssel schlägst du die Cannabisbutter mit dem braunen Zucker cremig. Füge die Eier, den Vanilleextrakt und das Kürbispüree hinzu und rühre gut um.

In einer separaten Schüssel vermischst du Mehl, Backpulver, Zimt, Muskatnuss und Salz. Gib die trockenen Zutaten nach und nach zur Buttermischung und rühre, bis ein glatter Teig entsteht.

Gieße den Teig in die vorbereitete Kastenform und backe das Kürbisbrot für etwa 60 Minuten oder bis ein Zahnstocher, der in die Mitte gesteckt wird, sauber herauskommt. Lass das Kürbisbrot in der Form abkühlen.

Genieße das Kürbisbrot als köstlichen Snack oder zum Frühstück. Die Wirkung setzt nach etwa 30-60 Minuten ein, also genieße es in Maßen.

Schwierigkeitsgrad

Mittel

Rezept 42: Cannabis-Schoko-Erdnussbutter-Brownies

Zutaten

- 200 g Cannabisbutter (siehe Seite 14)
- 200 g Zucker
- 4 Eier
- 1 TL Vanilleextrakt
- 200 g Zartbitterschokolade, geschmolzen
- 200 g Erdnussbutter
- 200 g Mehl
- 1 TL Backpulver
- 1 Prise Salz

Zubereitungszeit

Vorbereitung: 20 Minuten

Backzeit: 25 Minuten

Gesamtzeit: 45 Minuten

Nährstoffangaben (pro Brownie)

Kalorien: 280 kcal

Fett: 18 g

Kohlenhydrate: 25 g

Eiweiß: 5 g

Portionen

Ergibt 16 Brownies

Heize den Backofen auf 180°C vor und fette eine quadratische Backform (ca. 20x20 cm) ein. In einer großen Schüssel schlägst du die Cannabisbutter mit dem Zucker cremig. Füge die Eier und den Vanilleextrakt hinzu und rühre gut um.

Gib die geschmolzene Zartbitterschokolade und die Erdnussbutter hinzu und rühre, bis alles gut vermischt ist. In einer separaten Schüssel vermischst du Mehl, Backpulver und Salz. Gib die trockenen Zutaten nach und nach zur Buttermischung und rühre, bis ein glatter Teig entsteht.

Verteile den Teig gleichmäßig in der vorbereiteten Backform und backe die Brownies für etwa 20-25 Minuten oder bis die Oberseite fest ist und ein Zahnstocher, der in die Mitte gesteckt wird, nur leicht klebrig herauskommt. Lass die Brownies vollständig in der Form abkühlen, bevor du sie in 16 Stücke schneidest.

Genieße die Schoko-Erdnussbutter-Brownies als süßen Leckerbissen. Die Wirkung setzt nach etwa 30-60 Minuten ein, also genieße sie in Maßen.

Schwierigkeitsgrad

Mittel

Rezept 43: Cannabis-Mandel-Macaroons

Zutaten

- 🌿 200 g Cannabisbutter (siehe Seite 14)
- 🌿 200 g Zucker
- 🌿 4 Eiweiß
- 🌿 1 TL Vanilleextrakt
- 🌿 200 g gemahlene Mandeln
- 🌿 100 g Kokosraspeln

Zubereitungszeit

Vorbereitung: 15 Minuten, Backzeit: 20 Minuten

Gesamtzeit: 35 Minuten

Nährstoffangaben (pro Macaroon)

Kalorien: 120 kcal, Fett: 8 g, Kohlenhydrate: 10 g, Eiweiß: 3 g

Portionen

Ergibt 24 Macaroons

Anleitung

Heize den Backofen auf 180°C vor und lege ein Backblech mit Backpapier aus. In einer großen Schüssel schlägst du die Cannabisbutter mit dem Zucker cremig. Füge die Eiweiße und den Vanilleextrakt hinzu und rühre gut um.

Gib die gemahlenen Mandeln und die Kokosraspeln hinzu und rühre, bis alles gut vermischt ist. Mit einem Teelöffel formst du kleine Häufchen und setzt sie auf das vorbereitete Backblech.

Backe die Mandel-Macaroons für etwa 15-20 Minuten oder bis sie goldbraun sind. Lass die Macaroons auf einem Gitter abkühlen.

Genieße die Mandel-Macaroons als süßen Snack. Die Wirkung setzt nach etwa 30-60 Minuten ein, also genieße sie in Maßen.

Schwierigkeitsgrad

Einfach

Rezept 44: Cannabis-Lemon-Bars

Zutaten

Für die Kruste:

- 200 g Mehl
- 100 g Cannabisbutter, geschmolzen (siehe Seite 14)
- 50 g Puderzucker

Für die Füllung:

- 4 Eier
- 200 g Zucker
- Saft und Schale von 2 Zitronen
- 2 EL Mehl
- 1 TL Backpulver

Zubereitungszeit

Vorbereitung: 20 Minuten

Backzeit: 30 Minuten

Kühlzeit: 1 Stunde

Gesamtzeit: 1 Stunde 50 Minuten

Nährstoffangaben (pro Stück)

Kalorien: 180 kcal

Fett: 10 g

Kohlenhydrate: 20 g

Eiweiß: 2 g

Portionen

Ergibt 16 Stücke

Heize den Backofen auf 180°C vor und fette eine quadratische Backform (ca. 20x20 cm) ein. Für die Kruste vermischst du Mehl, geschmolzene Cannabisbutter und Puderzucker in einer großen Schüssel, bis alles gut vermischt ist. Drücke die Mischung gleichmäßig auf den Boden der Backform und backe sie für etwa 15 Minuten, bis die Kruste goldbraun ist.

Während die Kruste backt, bereitest du die Füllung vor. In einer großen Schüssel schlägst du die Eier mit dem Zucker cremig. Füge den Zitronensaft, die Zitronenschale, Mehl und Backpulver hinzu und rühre gut um.

Gieße die Füllung auf die vorgebackene Kruste und backe die Lemon-Bars für weitere 15-20 Minuten, bis die Füllung fest ist und leicht goldbraun wird. Lass die Lemon-Bars vollständig in der Form abkühlen und stelle sie dann für mindestens 1 Stunde in den Kühlschrank.

Schneide die abgekühlten Lemon-Bars in 16 Stücke und bestäube sie mit Puderzucker. Genieße die Lemon-Bars als erfrischendes Dessert. Die Wirkung setzt nach etwa 30-60 Minuten ein, also genieße sie in Maßen.

Schwierigkeitsgrad

Mittel

Rezept 45: Cannabis-Schoko-Erdnussbutter-Trüffel

Zutaten

- 200 g Zartbitterschokolade
- 100 g Cannabisbutter (siehe Seite 14)
- 100 g Erdnussbutter
- 50 g Puderzucker
- 1 TL Vanilleextrakt
- Kakaopulver zum Wälzen

Zubereitungszeit

Vorbereitung: 15 Minuten, Kühlzeit: 1 Stunde

Gesamtzeit: 1 Stunde 15 Minuten

Nährstoffangaben (pro Trüffel)

Kalorien: 100 kcal, Fett: 7 g, Kohlenhydrate: 8 g, Eiweiß: 2 g

Portionen

Ergibt 20 Trüffel

Anleitung

Schmelze die Zartbitterschokolade zusammen mit der Cannabisbutter und der Erdnussbutter in einem hitzebeständigen Topf bei niedriger Hitze, bis die Mischung glatt ist. Rühre den Puderzucker und den Vanilleextrakt unter, bis alles gut vermischt ist.

Lasse die Mischung leicht abkühlen und stelle sie dann für etwa 1 Stunde in den Kühlschrank, bis sie fest genug ist, um sie zu formen. Mit einem Teelöffel nimmst du kleine Portionen der Schokoladenmischung und rollst sie zu Kugeln.

Wälze die Trüffel in Kakaopulver, um sie zu dekorieren. Bewahre die fertigen Trüffel im Kühlschrank auf und genieße sie in Maßen. Die Wirkung setzt nach etwa 30-60 Minuten ein.

Schwierigkeitsgrad

Einfach

Rezept 46: Cannabis-Erdbeer-Shortcake

Zutaten

Für die Biscuits:

- 200 g Mehl
- 50 g Zucker
- 1 TL Backpulver
- 1 Prise Salz
- 100 g Cannabisbutter, kalt und in Stücke geschnitten (siehe Seite 14)
- 100 ml Milch

Für die Füllung:

- 500 g frische Erdbeeren, in Scheiben geschnitten
- 200 ml Schlagsahne
- 2 EL Puderzucker
- 1 TL Vanilleextrakt

Zubereitungszeit

Vorbereitung: 20 Minuten

Backzeit: 15 Minuten

Gesamtzeit: 35 Minuten

Nährstoffangaben (pro Stück)

Kalorien: 250 kcal

Fett: 15 g

Kohlenhydrate: 25 g

Eiweiß: 4 g

Portionen

Ergibt 8 Stücke

<u>**Anleitung**</u>

Heize den Backofen auf 200°C vor und lege ein Backblech mit Backpapier aus. In einer großen Schüssel vermischst du Mehl, Zucker, Backpulver und Salz. Gib die kalte Cannabisbutter hinzu und zerreibe sie mit den Fingern oder einem Teigmischer, bis die Mischung groben Krümeln ähnelt. Gieße die Milch hinzu und rühre, bis ein weicher Teig entsteht.

Forme den Teig zu kleinen, flachen Kreisen und lege sie auf das vorbereitete Backblech. Backe die Biscuits für etwa 12-15 Minuten oder bis sie goldbraun sind. Lass die Biscuits auf einem Gitter abkühlen.

Während die Biscuits abkühlen, bereitest du die Füllung vor. Schlage die Schlagsahne mit dem Puderzucker und dem Vanilleextrakt steif. Verteile die Erdbeerscheiben und die Schlagsahne auf den abgekühlten Biscuits und lege die oberen Hälften darauf.

Genieße die Erdbeer-Shortcakes als köstliches Dessert. Die Wirkung setzt nach etwa 30-60 Minuten ein, also genieße sie in Maßen.

<u>**Schwierigkeitsgrad**</u>

Mittel

Rezept 47: Cannabis-Karamell-Popcorn

Zutaten

- 1 g Cannabisblüten, fein gemahlen
- 100 g Butter
- 200 g brauner Zucker
- 100 ml Maissirup
- 1/2 TL Salz
- 1/2 TL Natron
- 1 TL Vanilleextrakt
- 100 g Popcorn-Mais

Zubereitungszeit

Vorbereitung: 10 Minuten

Kochzeit: 20 Minuten

Gesamtzeit: 30 Minuten

Nährstoffangaben (pro Portion)

Kalorien: 150 kcal

Fett: 8 g

Kohlenhydrate: 18 g

Eiweiß: 2 g

Portionen

Ergibt 4 Portionen

Anleitung

Erhitze die Butter in einem kleinen Topf bei niedriger Hitze und gib die fein gemahlenen Cannabisblüten hinzu. Lass die Mischung etwa 45 Minuten bei niedriger Hitze köcheln und rühre gelegentlich um. Siebe die Butter anschließend durch ein feines Sieb oder Käsetuch, um die Pflanzenreste zu entfernen, und lass sie abkühlen.

In einem großen Topf erhitzt du die abgekühlte Cannabisbutter, den braunen Zucker und den Maissirup bei mittlerer Hitze, bis der Zucker vollständig aufgelöst ist und die Mischung zu karamellisieren beginnt. Rühre das Salz, das Natron und den Vanilleextrakt unter.

Während das Karamell köchelt, bereitest du das Popcorn nach Packungsanweisung zu. Gib das frisch gemachte Popcorn in eine große Schüssel und gieße das heiße Karamell darüber. Rühre gut um, damit das Popcorn gleichmäßig mit dem Karamell überzogen ist.

Lass das Karamell-Popcorn abkühlen und genieße es als süßen Snack. Die Wirkung setzt nach etwa 30-60 Minuten ein, also genieße es in Maßen.

Schwierigkeitsgrad

Mittel

Rezept 48: Cannabis-Schoko-Haselnuss-Kekse

Zutaten

- 200 g Cannabisbutter (siehe Seite 14)
- 200 g brauner Zucker
- 2 Eier
- 1 TL Vanilleextrakt
- 200 g Mehl
- 1 TL Backpulver
- 1 Prise Salz
- 100 g gehackte Haselnüsse
- 100 g Schokoladenstückchen

Zubereitungszeit

Vorbereitung: 15 Minuten

Backzeit: 12 Minuten

Gesamtzeit: 27 Minuten

Nährstoffangaben (pro Keks)

Kalorien: 180 kcal

Fett: 10 g

Kohlenhydrate: 20 g

Eiweiß: 3 g

Portionen

Ergibt 24 Kekse

Anleitung

Heize den Backofen auf 180°C vor und lege ein Backblech mit Backpapier aus. In einer großen Schüssel schlägst du die Cannabisbutter mit dem braunen Zucker cremig. Füge die Eier und den Vanilleextrakt hinzu und rühre gut um.

In einer separaten Schüssel vermischst du Mehl, Backpulver und Salz. Gib die trockenen Zutaten nach und nach zur Buttermischung und rühre, bis ein glatter Teig entsteht. Hebe die gehackten Haselnüsse und die Schokoladenstückchen unter.

Mit einem Esslöffel formst du kleine Teigkugeln und setzt sie auf das vorbereitete Backblech. Drücke die Kugeln leicht flach und backe die Kekse für etwa 10-12 Minuten oder bis die Ränder leicht goldbraun sind.

Lass die Kekse auf einem Gitter abkühlen. Genieße die Schoko-Haselnuss-Kekse als süßen Snack. Die Wirkung setzt nach etwa 30-60 Minuten ein, also genieße sie in Maßen.

Schwierigkeitsgrad

Einfach

Rezept 49: Cannabis-Matcha-Kokos-Bällchen

Zutaten

- 200 g Cannabisbutter (siehe Seite 14)
- 100 g Puderzucker
- 1 TL Vanilleextrakt
- 200 g Kokosraspeln
- 1 EL Matcha-Pulver

Zubereitungszeit

Vorbereitung: 15 Minuten

Kühlzeit: 1 Stunde

Gesamtzeit: 1 Stunde 15 Minuten

Nährstoffangaben (pro Bällchen)

Kalorien: 100 kcal, Fett: 8 g, Kohlenhydrate: 6 g, Eiweiß: 1 g

Portionen

Ergibt 20 Bällchen

Anleitung

In einer großen Schüssel schlägst du die Cannabisbutter mit dem Puderzucker cremig. Füge den Vanilleextrakt hinzu und rühre gut um. Hebe die Kokosraspeln und das Matcha-Pulver unter, bis alles gut vermischt ist.

Forme aus der Mischung kleine Bällchen und lege sie auf ein mit Backpapier ausgelegtes Backblech. Stelle die Bällchen für etwa 1 Stunde in den Kühlschrank, damit sie fest werden.

Genieße die Matcha-Kokos-Bällchen als süßen Snack. Die Wirkung setzt nach etwa 30-60 Minuten ein, also genieße sie in Maßen.

Schwierigkeitsgrad

Einfach

Rezept 50: Cannabis-Apfel-Zimt-Muffins

Zutaten

- 200 g Cannabisbutter (siehe Seite 14)
- 200 g Zucker
- 2 Eier
- 1 TL Vanilleextrakt
- 250 g Mehl
- 1 TL Backpulver
- 1 TL Zimt
- 1 Prise Salz
- 2 Äpfel, geschält und gewürfelt

Zubereitungszeit

Vorbereitung: 15 Minuten

Backzeit: 20 Minuten

Gesamtzeit: 35 Minuten

Nährstoffangaben (pro Muffin)

Kalorien: 180 kcal

Fett: 10 g

Kohlenhydrate: 22 g

Eiweiß: 3 g

Portionen

Ergibt 12 Muffins

<u>**Anleitung**</u>

Heize den Backofen auf 180°C vor und lege ein Muffinblech mit Papierförmchen aus. In einer großen Schüssel schlägst du die Cannabisbutter mit dem Zucker cremig. Füge die Eier und den Vanilleextrakt hinzu und rühre gut um.

In einer separaten Schüssel vermischst du Mehl, Backpulver, Zimt und Salz. Gib die trockenen Zutaten nach und nach zur Buttermischung und rühre, bis ein glatter Teig entsteht. Hebe die gewürfelten Äpfel unter.

Fülle den Teig gleichmäßig in die Muffinförmchen und backe die Muffins für etwa 18-20 Minuten oder bis ein Zahnstocher, der in die Mitte gesteckt wird, sauber herauskommt. Lass die Muffins auf einem Gitter abkühlen.

Genieße die Apfel-Zimt-Muffins als köstlichen Snack. Die Wirkung setzt nach etwa 30-60 Minuten ein, also genieße sie in Maßen.

Schwierigkeitsgrad
Einfach

Rezept 51: Cannabis-Mandel-Butter-Kekse

Zutaten

🍁 200 g Cannabisbutter (siehe Seite 14)

🍁 100 g Zucker

🍁 1 Ei

🍁 1 TL Vanilleextrakt

🍁 250 g Mehl

🍁 1 TL Backpulver

🍁 1 Prise Salz

🍁 100 g gemahlene Mandeln

Zubereitungszeit

Vorbereitung: 15 Minuten

Backzeit: 15 Minuten

Gesamtzeit: 30 Minuten

Nährstoffangaben (pro Keks)

Kalorien: 150 kcal

Fett: 10 g

Kohlenhydrate: 12 g

Eiweiß: 3 g

Portionen

Ergibt 24 Kekse

<u>**Anleitung**</u>

Heize den Backofen auf 180°C vor und lege ein Backblech mit Backpapier aus. In einer großen Schüssel schlägst du die Cannabisbutter mit dem Zucker cremig. Füge das Ei und den Vanilleextrakt hinzu und rühre gut um.

In einer separaten Schüssel vermischst du Mehl, Backpulver, Salz und gemahlene Mandeln. Gib die trockenen Zutaten nach und nach zur Buttermischung und rühre, bis ein glatter Teig entsteht.

Mit einem Esslöffel formst du kleine Teigkugeln und setzt sie auf das vorbereitete Backblech. Drücke die Kugeln leicht flach und backe die Kekse für etwa 12-15 Minuten oder bis die Ränder leicht goldbraun sind.

Lass die Kekse auf einem Gitter abkühlen. Genieße die Mandel-Butter-Kekse als süßen Snack. Die Wirkung setzt nach etwa 30-60 Minuten ein, also genieße sie in Maßen.

<u>**Schwierigkeitsgrad**</u>

<u>**Einfach**</u>

Rezept 52: Cannabis-Zimtsterne

Zutaten

- 200 g Cannabisbutter (siehe Seite 14)
- 200 g Zucker
- 2 Eier
- 1 TL Vanilleextrakt
- 250 g Mehl
- 1 TL Backpulver
- 2 TL Zimt
- 1 Prise Salz
- Puderzucker zum Bestäuben

Zubereitungszeit

Vorbereitung: 20 Minuten

Backzeit: 12 Minuten

Gesamtzeit: 32 Minuten

Nährstoffangaben (pro Keks)

Kalorien: 160 kcal

Fett: 9 g

Kohlenhydrate: 18 g

Eiweiß: 2 g

Portionen

Ergibt 24 Zimtsterne

<u>Anleitung</u>

Heize den Backofen auf 180°C vor und lege ein Backblech mit Backpapier aus. In einer großen Schüssel schlägst du die Cannabisbutter mit dem Zucker cremig. Füge die Eier und den Vanilleextrakt hinzu und rühre gut um.

In einer separaten Schüssel vermischst du Mehl, Backpulver, Zimt und Salz. Gib die trockenen Zutaten nach und nach zur Buttermischung und rühre, bis ein glatter Teig entsteht.

Rolle den Teig auf einer leicht bemehlten Arbeitsfläche aus und steche mit einem sternförmigen Ausstecher Kekse aus. Lege die Sterne auf das vorbereitete Backblech und backe sie für etwa 10-12 Minuten oder bis die Ränder leicht goldbraun sind.

Lass die Zimtsterne auf einem Gitter abkühlen und bestäube sie dann mit Puderzucker. Genieße die Zimtsterne als festliches Gebäck. Die Wirkung setzt nach etwa 30-60 Minuten ein, also genieße sie in Maßen.

<u>Schwierigkeitsgrad</u>

Mittel

Rezept 53: Cannabis-Lavendel-Kekse

Zutaten

- 200 g Cannabisbutter (siehe Seite 14)
- 100 g Zucker
- 1 Ei
- 1 TL Vanilleextrakt
- 250 g Mehl
- 1 TL Backpulver
- 1 Prise Salz
- 1 EL getrocknete Lavendelblüten

Zubereitungszeit

Vorbereitung: 15 Minuten

Backzeit: 15 Minuten

Gesamtzeit: 30 Minuten

Nährstoffangaben (pro Keks)

Kalorien: 140 kcal

Fett: 9 g

Kohlenhydrate: 12 g

Eiweiß: 2 g

Portionen

Ergibt 24 Kekse

Anleitung

Heize den Backofen auf 180°C vor und lege ein Backblech mit Backpapier aus. In einer großen Schüssel schlägst du die Cannabisbutter mit dem Zucker cremig. Füge das Ei und den Vanilleextrakt hinzu und rühre gut um.

In einer separaten Schüssel vermischst du Mehl, Backpulver, Salz und die getrockneten Lavendelblüten. Gib die trockenen Zutaten nach und nach zur Buttermischung und rühre, bis ein glatter Teig entsteht.

Mit einem Esslöffel formst du kleine Teigkugeln und setzt sie auf das vorbereitete Backblech. Drücke die Kugeln leicht flach und backe die Kekse für etwa 12-15 Minuten oder bis die Ränder leicht goldbraun sind.

Lass die Kekse auf einem Gitter abkühlen. Genieße die Lavendel-Kekse als besonderen Leckerbissen. Die Wirkung setzt nach etwa 30-60 Minuten ein, also genieße sie in Maßen.

Schwierigkeitsgrad

Mittel

Rezept 54: Cannabis-Schokoladen-Pudding

Zutaten

- 1 g Cannabisblüten, fein gemahlen
- 500 ml Milch
- 100 g Zucker
- 3 Eigelb
- 2 EL Kakaopulver
- 2 EL Maisstärke
- 1 TL Vanilleextrakt

Zubereitungszeit

Vorbereitung: 10 Minuten

Kochzeit: 15 Minuten

Kühlzeit: 2 Stunden

Gesamtzeit: 2 Stunden 25 Minuten

Nährstoffangaben (pro Portion)

Kalorien: 200 kcal

Fett: 8 g

Kohlenhydrate: 28 g

Eiweiß: 5 g

Portionen

Ergibt 4 Portionen

<u>Anleitung</u>

Erhitze die Milch in einem kleinen Topf bei niedriger Hitze und gib die fein gemahlenen Cannabisblüten hinzu. Lass die Mischung etwa 45 Minuten bei niedriger Hitze köcheln und rühre gelegentlich um. Siebe die Milch anschließend durch ein feines Sieb oder Käsetuch, um die Pflanzenreste zu entfernen, und lass sie abkühlen.

In einer Schüssel verquirlst du Zucker, Eigelb, Kakaopulver und Maisstärke, bis die Mischung blass und cremig ist. Erhitze die abgekühlte Cannabis-Milch erneut, bis sie fast kocht. Gieße die heiße Milch langsam unter ständigem Rühren in die Eimischung, um ein Stocken der Eier zu verhindern.

Gieße die Mischung zurück in den Topf und erhitze sie bei mittlerer Hitze unter ständigem Rühren, bis der Pudding eindickt und eine cremige Konsistenz erreicht. Rühre den Vanilleextrakt unter und nimm den Topf vom Herd.

Gieße den Pudding in Dessertschalen und lass ihn auf Raumtemperatur abkühlen. Stelle ihn anschließend für mindestens 2 Stunden in den Kühlschrank, damit er fest wird. Genieße den Schokoladen-Pudding als leckeres Dessert. Die Wirkung setzt nach etwa 30-60 Minuten ein, also genieße ihn in Maßen.

<u>Schwierigkeitsgrad</u>

Mittel

Rezept 55: Cannabis-Kokos-Kugeln

Zutaten

- 🌿 200 g Cannabisbutter (siehe Seite 14)
- 🌿 100 g Puderzucker
- 🌿 1 TL Vanilleextrakt
- 🌿 200 g Kokosraspeln
- 🌿 100 g weiße Schokolade, geschmolzen

Zubereitungszeit

Vorbereitung: 15 Minuten

Kühlzeit: 1 Stunde

Gesamtzeit: 1 Stunde 15 Minuten

Nährstoffangaben (pro Kugel)

Kalorien: 110 kcal, Fett: 8 g, Kohlenhydrate: 8 g, Eiweiß: 1 g

Portionen

Ergibt 20 Kugeln

Anleitung

In einer großen Schüssel schlägst du die Cannabisbutter mit dem Puderzucker cremig. Füge den Vanilleextrakt hinzu und rühre gut um. Hebe die Kokosraspeln unter, bis alles gut vermischt ist.

Forme aus der Mischung kleine Kugeln und lege sie auf ein mit Backpapier ausgelegtes Backblech. Stelle die Kugeln für etwa 1 Stunde in den Kühlschrank, damit sie fest werden.

Tauche die gekühlten Kokos-Kugeln in die geschmolzene weiße Schokolade und lege sie zurück auf das Backpapier. Lass die Schokolade fest werden.

Genieße die Kokos-Kugeln als süßen Snack. Die Wirkung setzt nach etwa 30-60 Minuten ein, also genieße sie in Maßen.

Schwierigkeitsgrad

Einfach

Rezept 56: Cannabis-Blaubeer-Scones

Zutaten

- 200 g Cannabisbutter (siehe Seite 14)
- 200 g Zucker
- 2 Eier
- 1 TL Vanilleextrakt
- 500 g Mehl
- 1 TL Backpulver
- 1 Prise Salz
- 200 g frische Blaubeeren
- 100 ml Sahne

Zubereitungszeit

Vorbereitung: 20 Minuten

Backzeit: 15 Minuten

Gesamtzeit: 35 Minuten

Nährstoffangaben (pro Scone)

Kalorien: 250 kcal

Fett: 12 g

Kohlenhydrate: 32 g

Eiweiß: 4 g

Portionen

Ergibt 12 Scones

<u>Anleitung</u>

Heize den Backofen auf 200°C vor und lege ein Backblech mit Backpapier aus. In einer großen Schüssel schlägst du die Cannabisbutter mit dem Zucker cremig. Füge die Eier und den Vanilleextrakt hinzu und rühre gut um.

In einer separaten Schüssel vermischst du Mehl, Backpulver und Salz. Gib die trockenen Zutaten nach und nach zur Buttermischung und rühre, bis ein glatter Teig entsteht. Hebe die frischen Blaubeeren vorsichtig unter.

Teile den Teig in 12 gleich große Portionen und forme sie zu kleinen Kreisen. Lege die Scones auf das vorbereitete Backblech und bestreiche sie mit Sahne.

Backe die Scones für etwa 12-15 Minuten oder bis sie goldbraun sind. Lass die Scones auf einem Gitter abkühlen.

Genieße die Blaubeer-Scones als köstlichen Snack oder zum Frühstück. Die Wirkung setzt nach etwa 30-60 Minuten ein, also genieße sie in Maßen.

<u>Schwierigkeitsgrad</u>

Mittel

Rezept 57: Cannabis-Erdnussbutter-Fudge

Zutaten

- 200 g Cannabisbutter (siehe Seite 14)
- 200 g Erdnussbutter
- 1 TL Vanilleextrakt
- 500 g Puderzucker

Zubereitungszeit

Vorbereitung: 10 Minuten

Kühlzeit: 2 Stunden

Gesamtzeit: 2 Stunden 10 Minuten

Nährstoffangaben (pro Stück)

Kalorien: 150 kcal, Fett: 10 g, Kohlenhydrate: 15 g, Eiweiß: 2 g

Portionen

Ergibt 24 Stücke

Anleitung

In einem großen Topf schmilzt du die Cannabisbutter und die Erdnussbutter bei niedriger Hitze, bis die Mischung glatt ist. Nimm den Topf vom Herd und rühre den Vanilleextrakt unter.

Siebe den Puderzucker in die Mischung und rühre, bis alles gut vermischt ist. Gieße die Mischung in eine mit Backpapier ausgelegte quadratische Backform (ca. 20x20 cm) und glätte die Oberfläche.

Stelle den Fudge für mindestens 2 Stunden in den Kühlschrank, bis er fest ist. Schneide den Fudge in 24 Stücke und genieße ihn als süßen Leckerbissen. Die Wirkung setzt nach etwa 30-60 Minuten ein, also genieße ihn in Maßen.

Schwierigkeitsgrad

Einfach

Rezept 58: Cannabis-Kokos-Mango-Popsicles

Zutaten

- 1 g Cannabisblüten, fein gemahlen
- 400 ml Kokosmilch
- 200 ml Mangopüree
- 100 g Zucker
- 1 TL Vanilleextrakt

Zubereitungszeit

Vorbereitung: 10 Minuten, Gefrierzeit: 4 Stunden

Gesamtzeit: 4 Stunden 10 Minuten

Nährstoffangaben (pro Popsicle)

Kalorien: 100 kcal, Fett: 5 g, Kohlenhydrate: 12 g, Eiweiß: 1 g

Portionen

Ergibt 8 Popsicles

Anleitung

Erhitze die Kokosmilch in einem kleinen Topf bei niedriger Hitze und gib die fein gemahlenen Cannabisblüten hinzu. Lass die Mischung etwa 45 Minuten bei niedriger Hitze köcheln und rühre gelegentlich um. Siebe die Kokosmilch anschließend durch ein feines Sieb oder Käsetuch, um die Pflanzenreste zu entfernen, und lass sie abkühlen.

In einer großen Schüssel vermischst du die abgekühlte Cannabis-Kokosmilch mit dem Mangopüree, Zucker und Vanilleextrakt, bis alles gut vermischt ist.

Gieße die Mischung in Popsicle-Formen und stelle sie für mindestens 4 Stunden in den Gefrierschrank, bis sie vollständig gefroren sind.

Genieße die Kokos-Mango-Popsicles als erfrischenden Snack. Die Wirkung setzt nach etwa 30-60 Minuten ein, also genieße sie in Maßen.

Schwierigkeitsgrad

Einfach

Rezept 59: Cannabis-Zimt-Rosinen-Brot

Zutaten

- 200 g Cannabisbutter (siehe Seite 14)
- 200 g brauner Zucker
- 4 Eier
- 1 TL Vanilleextrakt
- 400 g Mehl
- 2 TL Backpulver
- 1 TL Zimt
- 1 Prise Salz
- 200 g Rosinen

Zubereitungszeit

Vorbereitung: 20 Minuten

Backzeit: 60 Minuten

Gesamtzeit: 1 Stunde 20 Minuten

Nährstoffangaben (pro Scheibe)

Kalorien: 180 kcal

Fett: 10 g

Kohlenhydrate: 20 g

Eiweiß: 3 g

Portionen

Ergibt 12 Scheiben

<u>**Anleitung**</u>

Heize den Backofen auf 180°C vor und fette eine Kastenform ein. In einer großen Schüssel schlägst du die Cannabisbutter mit dem braunen Zucker cremig. Füge die Eier und den Vanilleextrakt hinzu und rühre gut um.

In einer separaten Schüssel vermischst du Mehl, Backpulver, Zimt und Salz. Gib die trockenen Zutaten nach und nach zur Buttermischung und rühre, bis ein glatter Teig entsteht. Hebe die Rosinen unter.

Gieße den Teig in die vorbereitete Kastenform und backe das Zimt-Rosinen-Brot für etwa 60 Minuten oder bis ein Zahnstocher, der in die Mitte gesteckt wird, sauber herauskommt. Lass das Brot in der Form abkühlen.

Genieße das Zimt-Rosinen-Brot als köstlichen Snack oder zum Frühstück. Die Wirkung setzt nach etwa 30-60 Minuten ein, also genieße es in Maßen.

<u>**Schwierigkeitsgrad**</u>

Mittel

Rezept 60: Cannabis-Karamell-Macchiato-Eiscreme

Zutaten

- 1 g Cannabisblüten, fein gemahlen
- 500 ml Sahne
- 250 ml Milch
- 150 g Zucker
- 1 TL Vanilleextrakt
- 5 Eigelb
- 100 ml starker Kaffee
- 100 ml Karamellsoße

Zubereitungszeit

Vorbereitung: 20 Minuten

Kochzeit: 15 Minuten

Gefrierzeit: 4 Stunden

Gesamtzeit: 4 Stunden 35 Minuten

Nährstoffangaben (pro Portion)

Kalorien: 300 kcal

Fett: 22 g

Kohlenhydrate: 20 g

Eiweiß: 4 g

Portionen

Ergibt 8 Portionen

Erhitze die Sahne und die Milch in einem kleinen Topf bei niedriger Hitze und gib die fein gemahlenen Cannabisblüten hinzu. Lass die Mischung etwa 45 Minuten bei niedriger Hitze köcheln und rühre gelegentlich um. Siebe die Mischung anschließend durch ein feines Sieb oder Käsetuch, um die Pflanzenreste zu entfernen, und lass sie abkühlen.

In einer großen Schüssel schlägst du die Eigelb mit dem Zucker cremig. Erhitze die abgekühlte Cannabis-Sahne-Milch-Mischung erneut, bis sie fast kocht. Gieße die heiße Mischung langsam unter ständigem Rühren in die Eigelb-Zucker-Mischung, um ein Stocken der Eier zu verhindern.

Gieße die Mischung zurück in den Topf und erhitze sie bei mittlerer Hitze unter ständigem Rühren, bis die Mischung eindickt und eine puddingartige Konsistenz erreicht. Rühre den Kaffee und den Vanilleextrakt unter und nimm den Topf vom Herd.

Lasse die Mischung auf Raumtemperatur abkühlen und stelle sie dann in den Kühlschrank, bis sie vollständig gekühlt ist. Gib die Mischung in eine Eismaschine und folge den Anweisungen des Herstellers. Wenn du keine Eismaschine hast, kannst du die Mischung in einen flachen Behälter geben und alle 30 Minuten umrühren, bis sie gefroren ist.

Sobald die Eiscreme fertig ist, schichte sie mit der Karamellsoße in einem Behälter und friere sie erneut ein, bis sie fest ist.

Genieße die Karamell-Macchiato-Eiscreme als köstliches Dessert. Die Wirkung setzt nach etwa 30-60 Minuten ein, also genieße sie in Maßen.

Schwierigkeitsgrad

Mittel

Rezept 61: Cannabis-Schoko-Kokos-Bars

Zutaten

Für die Kruste:

- 200 g Kekskrümel (z.B. Butterkekse)
- 100 g Cannabisbutter, geschmolzen (siehe Seite 14)

Für die Füllung:

- 400 ml Kokosmilch
- 200 g Kokosraspeln
- 100 g Zucker
- 200 g Zartbitterschokolade, geschmolzen

Zubereitungszeit

Vorbereitung: 20 Minuten

Backzeit: 20 Minuten

Kühlzeit: 2 Stunden

Gesamtzeit: 2 Stunden 40 Minuten

Nährstoffangaben (pro Bar)

Kalorien: 220 kcal

Fett: 15 g

Kohlenhydrate: 18 g

Eiweiß: 3 g

Portionen

Ergibt 16 Bars

Heize den Backofen auf 180°C vor und fette eine quadratische Backform (ca. 20x20 cm) ein. In einer großen Schüssel vermischst du die Kekskrümel mit der geschmolzenen Cannabisbutter, bis alles gut vermischt ist. Drücke die Mischung gleichmäßig auf den Boden der Backform und backe sie für etwa 10 Minuten, bis die Kruste leicht goldbraun ist.

In einer weiteren großen Schüssel vermischst du die Kokosmilch, Kokosraspeln und Zucker, bis alles gut vermischt ist. Gieße die Mischung auf die vorgebackene Kruste und backe die Bars für weitere 20 Minuten, bis die Füllung fest ist.

Lasse die Bars auf Raumtemperatur abkühlen und stelle sie dann für mindestens 2 Stunden in den Kühlschrank. Schmelze die Zartbitterschokolade und verteile sie gleichmäßig auf den abgekühlten Bars. Lasse die Schokolade fest werden.

Schneide die abgekühlten Bars in 16 Stücke und genieße sie als köstliches Dessert. Die Wirkung setzt nach etwa 30-60 Minuten ein, also genieße sie in Maßen.

Schwierigkeitsgrad

Mittel

Rezept 62: Cannabis-Matcha-Tee-Kekse

Zutaten

- 200 g Cannabisbutter (siehe Seite 14)
- 100 g Zucker
- 1 Ei
- 1 TL Vanilleextrakt
- 250 g Mehl
- 1 TL Backpulver
- 1 Prise Salz
- 2 EL Matcha-Pulver

Zubereitungszeit

Vorbereitung: 15 Minuten

Backzeit: 12 Minuten

Gesamtzeit: 27 Minuten

Nährstoffangaben (pro Keks)

Kalorien: 140 kcal

Fett: 9 g

Kohlenhydrate: 12 g

Eiweiß: 2 g

Portionen

Ergibt 24 Kekse

Heize den Backofen auf 180°C vor und lege ein Backblech mit Backpapier aus. In einer großen Schüssel schlägst du die Cannabisbutter mit dem Zucker cremig. Füge das Ei und den Vanilleextrakt hinzu und rühre gut um.

In einer separaten Schüssel vermischst du Mehl, Backpulver, Salz und Matcha-Pulver. Gib die trockenen Zutaten nach und nach zur Buttermischung und rühre, bis ein glatter Teig entsteht.

Mit einem Esslöffel formst du kleine Teigkugeln und setzt sie auf das vorbereitete Backblech. Drücke die Kugeln leicht flach und backe die Kekse für etwa 10-12 Minuten oder bis die Ränder leicht goldbraun sind.

Lass die Kekse auf einem Gitter abkühlen. Genieße die Matcha-Tee-Kekse als besonderen Leckerbissen. Die Wirkung setzt nach etwa 30-60 Minuten ein, also genieße sie in Maßen.

Schwierigkeitsgrad

Mittel

Rezept 63: Cannabis-Schoko-Erdnussbutter-Tassenkuchen

Zutaten

- 🌿 2 EL Cannabisbutter (siehe Seite 14)
- 🌿 2 EL Erdnussbutter
- 🌿 2 EL Zucker
- 🌿 1 Ei
- 🌿 2 EL Mehl
- 🌿 1 TL Backpulver
- 🌿 1 TL Kakaopulver
- 🌿 1 TL Vanilleextrakt
- 🌿 1 Prise Salz

Zubereitungszeit

Vorbereitung: 5 Minuten, Kochzeit: 2 Minuten

Gesamtzeit: 7 Minuten

Nährstoffangaben (pro Tassenkuchen)

Kalorien: 300 kcal, Fett: 20 g, Kohlenhydrate: 24 g, Eiweiß: 8 g

Portionen : Ergibt 1 Tassenkuchen

Anleitung

In einer großen mikrowellengeeigneten Tasse schmilzt du die Cannabisbutter und die Erdnussbutter in der Mikrowelle für etwa 30 Sekunden, bis sie flüssig sind. Füge den Zucker, das Ei, Mehl, Backpulver, Kakaopulver, Vanilleextrakt und Salz hinzu und rühre, bis alles gut vermischt ist.

Mikrowelle die Mischung auf hoher Stufe für etwa 1-2 Minuten oder bis der Tassenkuchen fest ist. Lass den Kuchen etwas abkühlen, bevor du ihn genießt.

Genieße den Schoko-Erdnussbutter-Tassenkuchen als schnellen und leckeren Snack. Die Wirkung setzt nach etwa 30-60 Minuten ein, also genieße ihn in Maßen.

Schwierigkeitsgrad

Einfach

Rezept 64: Cannabis-Zitronen-Butterkekse

Zutaten

- 200 g Cannabisbutter (siehe Seite 14)
- 100 g Zucker
- 1 Ei
- 1 TL Vanilleextrakt
- Saft und Schale einer Zitrone
- 250 g Mehl
- 1 TL Backpulver
- 1 Prise Salz

Zubereitungszeit

Vorbereitung: 15 Minuten

Backzeit: 15 Minuten

Gesamtzeit: 30 Minuten

Nährstoffangaben (pro Keks)

Kalorien: 150 kcal

Fett: 10 g

Kohlenhydrate: 12 g

Eiweiß: 2 g

Portionen

Ergibt 24 Kekse

Heize den Backofen auf 180°C vor und lege ein Backblech mit Backpapier aus. In einer großen Schüssel schlägst du die Cannabisbutter mit dem Zucker cremig. Füge das Ei, den Vanilleextrakt, den Zitronensaft und die Zitronenschale hinzu und rühre gut um.

In einer separaten Schüssel vermischst du Mehl, Backpulver und Salz. Gib die trockenen Zutaten nach und nach zur Buttermischung und rühre, bis ein glatter Teig entsteht.

Mit einem Esslöffel formst du kleine Teigkugeln und setzt sie auf das vorbereitete Backblech. Drücke die Kugeln leicht flach und backe die Kekse für etwa 12-15 Minuten oder bis die Ränder leicht goldbraun sind.

Lass die Kekse auf einem Gitter abkühlen. Genieße die Zitronen-Butterkekse als frischen und köstlichen Snack. Die Wirkung setzt nach etwa 30-60 Minuten ein, also genieße sie in Maßen.

Schwierigkeitsgrad

Einfach

Rezept 65: Cannabis-Brownie-Kekse

Zutaten

- 200 g Cannabisbutter (siehe Seite 14)
- 200 g Zucker
- 2 Eier
- 1 TL Vanilleextrakt
- 200 g Zartbitterschokolade, geschmolzen
- 200 g Mehl
- 1 TL Backpulver
- 1 Prise Salz
- 100 g Schokoladenstückchen

Zubereitungszeit

Vorbereitung: 15 Minuten

Backzeit: 12 Minuten

Gesamtzeit: 27 Minuten

Nährstoffangaben (pro Keks)

Kalorien: 180 kcal

Fett: 10 g

Kohlenhydrate: 22 g

Eiweiß: 3 g

Portionen

Ergibt 24 Kekse

Heize den Backofen auf 180°C vor und lege ein Backblech mit Backpapier aus. In einer großen Schüssel schlägst du die Cannabisbutter mit dem Zucker cremig. Füge die Eier und den Vanilleextrakt hinzu und rühre gut um.

Gib die geschmolzene Zartbitterschokolade hinzu und rühre, bis alles gut vermischt ist. In einer separaten Schüssel vermischst du Mehl, Backpulver und Salz. Gib die trockenen Zutaten nach und nach zur Buttermischung und rühre, bis ein glatter Teig entsteht. Hebe die Schokoladenstückchen unter.

Mit einem Esslöffel formst du kleine Teigkugeln und setzt sie auf das vorbereitete Backblech. Drücke die Kugeln leicht flach und backe die Kekse für etwa 10-12 Minuten oder bis die Ränder leicht goldbraun sind.

Lass die Kekse auf einem Gitter abkühlen. Genieße die Brownie-Kekse als süßen Leckerbissen. Die Wirkung setzt nach etwa 30-60 Minuten ein, also genieße sie in Maßen.

Schwierigkeitsgrad

Einfach

Rezept 66: Cannabis-Erdbeer-Panna-Cotta

Zutaten

- 1 g Cannabisblüten, fein gemahlen
- 500 ml Sahne
- 100 g Zucker
- 1 TL Vanilleextrakt
- 3 Blatt Gelatine
- 200 g frische Erdbeeren, püriert

Zubereitungszeit

Vorbereitung: 20 Minuten

Kühlzeit: 4 Stunden

Gesamtzeit: 4 Stunden 20 Minuten

Nährstoffangaben (pro Portion)

Kalorien: 250 kcal

Fett: 20 g

Kohlenhydrate: 15 g

Eiweiß: 3 g

Portionen

Ergibt 4 Portionen

Erhitze die Sahne in einem kleinen Topf bei niedriger Hitze und gib die fein gemahlenen Cannabisblüten hinzu. Lass die Mischung etwa 45 Minuten bei niedriger Hitze köcheln und rühre gelegentlich um. Siebe die Mischung anschließend durch ein feines Sieb oder Käsetuch, um die Pflanzenreste zu entfernen, und lass sie abkühlen.

Weiche die Gelatineblätter in kaltem Wasser ein. In einem weiteren Topf erhitzt du die abgekühlte Cannabis-Sahne-Mischung mit dem Zucker und dem Vanilleextrakt, bis der Zucker vollständig aufgelöst ist. Nimm den Topf vom Herd und rühre die eingeweichte Gelatine unter, bis sie sich vollständig aufgelöst hat.

Gieße die Mischung in Dessertgläser und stelle sie für mindestens 4 Stunden in den Kühlschrank, bis sie fest ist. Vor dem Servieren verteilst du das Erdbeerpüree auf der Panna Cotta.

Genieße die Erdbeer-Panna-Cotta als köstliches Dessert. Die Wirkung setzt nach etwa 30-60 Minuten ein, also genieße sie in Maßen.

Schwierigkeitsgrad

Mittel

Rezept 67: Cannabis-Schoko-Karamell-Trüffel

Zutaten

- 🍁 200 g Zartbitterschokolade
- 🍁 100 g Cannabisbutter (siehe Seite 14)
- 🍁 100 ml Sahne
- 🍁 50 g Puderzucker
- 🍁 1 TL Vanilleextrakt
- 🍁 100 g Karamellsoße
- 🍁 Kakaopulver zum Wälzen

Zubereitungszeit

Vorbereitung: 15 MinutenKühlzeit: 2 Stunden

Gesamtzeit: 2 Stunden 15 Minuten

Nährstoffangaben (pro Trüffel)

Kalorien: 100 kcal, Fett: 7 g, Kohlenhydrate: 10 g, Eiweiß: 1 g

Portionen

Ergibt 20 Trüffel

Anleitung

Schmelze die Zartbitterschokolade zusammen mit der Cannabisbutter und der Sahne in einem hitzebeständigen Topf bei niedriger Hitze, bis die Mischung glatt ist. Rühre den Puderzucker, den Vanilleextrakt und die Karamellsoße unter, bis alles gut vermischt ist.

Lasse die Mischung leicht abkühlen und stelle sie dann für etwa 2 Stunden in den Kühlschrank, bis sie fest genug ist, um sie zu formen. Mit einem Teelöffel nimmst du kleine Portionen der Schokoladenmischung und rollst sie zu Kugeln.

Wälze die Trüffel in Kakaopulver, um sie zu dekorieren. Bewahre die fertigen Trüffel im Kühlschrank auf und genieße sie in Maßen. Die Wirkung setzt nach etwa 30-60 Minuten ein.

Schwierigkeitsgrad

Mittel

Rezept 68: Cannabis-Kirsch-Käsekuchen

Zutaten

Für die Kruste:

* 200 g Kekskrümel (z.B. Butterkekse)
* 100 g Cannabisbutter, geschmolzen (siehe Seite 14)

Für die Füllung:

* 500 g Frischkäse
* 200 g Zucker
* 3 Eier
* 1 TL Vanilleextrakt
* 200 g frische oder gefrorene Kirschen

Zubereitungszeit

Vorbereitung: 20 Minuten

Backzeit: 60 Minuten

Kühlzeit: 2 Stunden

Gesamtzeit: 3 Stunden 20 Minuten

Nährstoffangaben (pro Stück)

Kalorien: 300 kcal

Fett: 20 g

Kohlenhydrate: 25 g

Eiweiß: 5 g

Portionen

Ergibt 12 Stücke

<u>**Anleitung**</u>

Heize den Backofen auf 160°C vor und fette eine Springform (ca. 24 cm Durchmesser) ein. In einer großen Schüssel vermischst du die Kekskrümel mit der geschmolzenen Cannabisbutter, bis alles gut vermischt ist. Drücke die Mischung gleichmäßig auf den Boden der Springform.

In einer weiteren großen Schüssel schlägst du den Frischkäse mit dem Zucker cremig. Füge die Eier und den Vanilleextrakt hinzu und rühre gut um. Hebe die Kirschen vorsichtig unter die Frischkäsemischung.

Gieße die Füllung auf die vorbereitete Kruste und backe den Käsekuchen für etwa 50-60 Minuten oder bis die Mitte nur leicht wackelt. Lasse den Käsekuchen im ausgeschalteten Ofen bei geöffneter Tür etwa 1 Stunde abkühlen und stelle ihn dann für mindestens 2 Stunden in den Kühlschrank.

Genieße den Kirsch-Käsekuchen als köstliches Dessert. Die Wirkung setzt nach etwa 30-60 Minuten ein, also genieße ihn in Maßen.

<u>**Schwierigkeitsgrad**</u>

Mittel

Rezept 69: Cannabis-Schoko-Kokos-Energieriegel

Zutaten

- 🍁 200 g Haferflocken
- 🍁 100 g Kokosraspeln
- 🍁 100 g Nüsse, gehackt
- 🍁 100 g getrocknete Früchte, gehackt
- 🍁 200 g Cannabisbutter (siehe Seite 14)
- 🍁 100 g Honig
- 🍁 50 g Zartbitterschokolade, geschmolzen

Zubereitungszeit

Vorbereitung: 15 Minuten

Kühlzeit: 2 Stunden

Gesamtzeit: 2 Stunden 15 Minuten

Nährstoffangaben (pro Riegel)

Kalorien: 200 kcal

Fett: 12 g

Kohlenhydrate: 20 g

Eiweiß: 4 g

Portionen

Ergibt 16 Riegel

<u>Anleitung</u>

In einer großen Schüssel vermischst du die Haferflocken, Kokosraspeln, gehackten Nüsse und getrockneten Früchte. Erhitze die Cannabisbutter und den Honig in einem kleinen Topf bei niedriger Hitze, bis die Mischung glatt ist.

Gieße die Mischung über die trockenen Zutaten und rühre gut um, bis alles gleichmäßig vermischt ist. Drücke die Mischung fest in eine mit Backpapier ausgelegte quadratische Backform (ca. 20x20 cm) und stelle sie für mindestens 2 Stunden in den Kühlschrank.

Sobald die Riegel fest sind, schneide sie in 16 Stücke und beträufele sie mit der geschmolzenen Schokolade. Lasse die Schokolade fest werden, bevor du die Riegel genießt.

Genieße die Schoko-Kokos-Energieriegel als energiereichen Snack. Die Wirkung setzt nach etwa 30-60 Minuten ein, also genieße sie in Maßen.

<u>Schwierigkeitsgrad</u>

Mittel

Rezept 70: Cannabis-Bananen-Erdnussbutter-Smoothie

Zutaten

- 1 g Cannabisblüten, fein gemahlen
- 250 ml Milch
- 2 reife Bananen
- 2 EL Erdnussbutter
- 1 TL Honig
- 1 TL Vanilleextrakt
- 1 Handvoll Eiswürfel

Zubereitungszeit

Vorbereitung: 5 Minuten

Gesamtzeit: 5 Minuten

Nährstoffangaben (pro Smoothie)

Kalorien: 200 kcal

Fett: 10 g

Kohlenhydrate: 25 g

Eiweiß: 5 g

Portionen

Ergibt 2 Smoothies

<u>**Anleitung**</u>

Erhitze die Milch in einem kleinen Topf bei niedriger Hitze und gib die fein gemahlenen Cannabisblüten hinzu. Lass die Mischung etwa 45 Minuten bei niedriger Hitze köcheln und rühre gelegentlich um. Siebe die Milch anschließend durch ein feines Sieb oder Käsetuch, um die Pflanzenreste zu entfernen, und lass sie abkühlen.

In einem Mixer gibst du die abgekühlte Cannabis-Milch, Bananen, Erdnussbutter, Honig, Vanilleextrakt und Eiswürfel. Mixe alles auf hoher Stufe, bis der Smoothie glatt und cremig ist. Gieße den Smoothie in zwei Gläser und genieße ihn sofort.

Genieße den Bananen-Erdnussbutter-Smoothie als leckeren und gesunden Snack. Die Wirkung setzt nach etwa 30-60 Minuten ein, also genieße ihn in Maßen.

Schwierigkeitsgrad
Einfach

Rezept 71: Cannabis-Schoko-Haferflocken-Kekse

Zutaten

- 200 g Cannabisbutter (siehe Seite 14)
- 200 g brauner Zucker
- 2 Eier
- 1 TL Vanilleextrakt
- 250 g Haferflocken
- 150 g Mehl
- 1 TL Backpulver
- 1 Prise Salz
- 150 g Schokoladenstückchen

Zubereitungszeit

Vorbereitung: 15 Minuten, Backzeit: 12 Minuten

Gesamtzeit: 27 Minuten

Nährstoffangaben (pro Keks)

Kalorien: 180 kcal, Fett: 10 g, Kohlenhydrate: 20 g, Eiweiß: 3 g

Portionen

Ergibt 24 Kekse

Anleitung

Heize den Backofen auf 180°C vor und lege ein Backblech mit Backpapier aus. In einer großen Schüssel schlägst du die Cannabisbutter mit dem braunen Zucker cremig. Füge die Eier und den Vanilleextrakt hinzu und rühre gut um.

In einer separaten Schüssel vermischst du Haferflocken, Mehl, Backpulver und Salz. Gib die trockenen Zutaten nach und nach zur Buttermischung und rühre, bis ein glatter Teig entsteht. Hebe die Schokoladenstückchen unter.

Mit einem Esslöffel formst du kleine Teigkugeln und setzt sie auf das vorbereitete Backblech. Drücke die Kugeln leicht flach und backe die Kekse für etwa 10-12 Minuten oder bis die Ränder leicht goldbraun sind.

Lass die Kekse auf einem Gitter abkühlen. Genieße die Schoko-Haferflocken-Kekse als süßen Snack. Die Wirkung setzt nach etwa 30-60 Minuten ein, also genieße sie in Maßen.

Schwierigkeitsgrad

Einfach

Rezept 72: Cannabis-Kokos-Pfannkuchen

Zutaten

- 1 g Cannabisblüten, fein gemahlen
- 250 ml Kokosmilch
- 200 g Mehl
- 2 EL Zucker
- 1 TL Backpulver
- 1 Prise Salz
- 2 Eier
- 50 g geschmolzene Cannabisbutter (siehe Seite 14)
- 1 TL Vanilleextrakt

Zubereitungszeit

Vorbereitung: 10 Minuten

Kochzeit: 15 Minuten

Gesamtzeit: 25 Minuten

Nährstoffangaben (pro Pfannkuchen)

Kalorien: 200 kcal

Fett: 10 g

Kohlenhydrate: 25 g

Eiweiß: 5 g

Portionen

Ergibt 8 Pfannkuchen

Erhitze die Kokosmilch in einem kleinen Topf bei niedriger Hitze und gib die fein gemahlenen Cannabisblüten hinzu. Lass die Mischung etwa 45 Minuten bei niedriger Hitze köcheln und rühre gelegentlich um. Siebe die Kokosmilch anschließend durch ein feines Sieb oder Käsetuch, um die Pflanzenreste zu entfernen, und lass sie abkühlen.

In einer großen Schüssel vermischst du Mehl, Zucker, Backpulver und Salz. In einer separaten Schüssel schlägst du die Eier und gibst die geschmolzene Cannabisbutter, die abgekühlte Cannabis-Kokosmilch und den Vanilleextrakt hinzu. Rühre die flüssigen Zutaten unter die trockenen Zutaten, bis ein glatter Teig entsteht.

Erhitze eine Pfanne bei mittlerer Hitze und gib etwas Butter oder Öl hinein. Gieße eine kleine Menge Teig in die Pfanne und backe den Pfannkuchen, bis sich Blasen auf der Oberfläche bilden und die Ränder fest sind. Wende den Pfannkuchen und backe ihn auf der anderen Seite goldbraun. Wiederhole diesen Vorgang mit dem restlichen Teig.

Genieße die Kokos-Pfannkuchen mit deinem Lieblingsbelag. Die Wirkung setzt nach etwa 30-60 Minuten ein, also genieße sie in Maßen.

<u>Schwierigkeitsgrad</u>

Einfach

Rezept 73: Cannabis-Schoko-Nuss-Kuchen

Zutaten

- 200 g Cannabisbutter (siehe Seite 14)
- 200 g Zucker
- 4 Eier
- 1 TL Vanilleextrakt
- 200 g Zartbitterschokolade, geschmolzen
- 200 g Mehl
- 1 TL Backpulver
- 1 Prise Salz
- 100 g gehackte Nüsse (z.B. Walnüsse, Mandeln)

Zubereitungszeit

Vorbereitung: 20 Minuten

Backzeit: 30 Minuten

Gesamtzeit: 50 Minuten

Nährstoffangaben (pro Stück)

Kalorien: 280 kcal

Fett: 18 g

Kohlenhydrate: 25 g

Eiweiß: 4 g

Portionen

Ergibt 12 Stücke

Heize den Backofen auf 180°C vor und fette eine Springform (ca. 24 cm Durchmesser) ein. In einer großen Schüssel schlägst du die Cannabisbutter mit dem Zucker cremig. Füge die Eier und den Vanilleextrakt hinzu und rühre gut um.

Gib die geschmolzene Zartbitterschokolade hinzu und rühre, bis alles gut vermischt ist. In einer separaten Schüssel vermischst du Mehl, Backpulver und Salz. Gib die trockenen Zutaten nach und nach zur Buttermischung und rühre, bis ein glatter Teig entsteht. Hebe die gehackten Nüsse unter.

Gieße den Teig in die vorbereitete Springform und backe den Kuchen für etwa 30 Minuten oder bis ein Zahnstocher, der in die Mitte gesteckt wird, sauber herauskommt. Lass den Kuchen in der Form abkühlen.

Genieße den Schoko-Nuss-Kuchen als leckeres Dessert. Die Wirkung setzt nach etwa 30-60 Minuten ein, also genieße ihn in Maßen.

<u>Schwierigkeitsgrad</u>

Mittel

Rezept 74: Cannabis-Honig-Zitronen-Madeleines

Zutaten

- 200 g Cannabisbutter (siehe Seite 14)
- 200 g Zucker
- 4 Eier
- 1 TL Vanilleextrakt
- Saft und Schale einer Zitrone
- 200 g Mehl
- 1 TL Backpulver
- 1 Prise Salz
- 2 EL Honig

Zubereitungszeit

Vorbereitung: 20 Minuten

Backzeit: 10 Minuten

Gesamtzeit: 30 Minuten

Nährstoffangaben (pro Madeleine)

Kalorien: 120 kcal

Fett: 8 g

Kohlenhydrate: 12 g

Eiweiß: 2 g

Portionen

Ergibt 24 Madeleines

<u>**Anleitung**</u>

Heize den Backofen auf 180°C vor und fette ein Madeleine-Backblech ein. In einer großen Schüssel schlägst du die Cannabisbutter mit dem Zucker cremig. Füge die Eier, den Vanilleextrakt, den Zitronensaft, die Zitronenschale und den Honig hinzu und rühre gut um.

In einer separaten Schüssel vermischst du Mehl, Backpulver und Salz. Gib die trockenen Zutaten nach und nach zur Buttermischung und rühre, bis ein glatter Teig entsteht.

Fülle den Teig gleichmäßig in die Vertiefungen des Madeleine-Backblechs und backe die Madeleines für etwa 10 Minuten oder bis die Ränder leicht goldbraun sind. Lass die Madeleines auf einem Gitter abkühlen.

Genieße die Honig-Zitronen-Madeleines als köstlichen Snack oder zum Tee. Die Wirkung setzt nach etwa 30-60 Minuten ein, also genieße sie in Maßen.

<u>**Schwierigkeitsgrad**</u>

Mittel

Rezept 75: Cannabis-Pistazien-Eiscreme

Zutaten

- 1 g Cannabisblüten, fein gemahlen
- 500 ml Sahne
- 250 ml Milch
- 150 g Zucker
- 1 TL Vanilleextrakt
- 5 Eigelb
- 100 g gehackte Pistazien

Zubereitungszeit

Vorbereitung: 20 Minuten

Kochzeit: 15 Minuten

Gefrierzeit: 4 Stunden

Gesamtzeit: 4 Stunden 35 Minuten

Nährstoffangaben (pro Portion)

Kalorien: 300 kcal

Fett: 22 g

Kohlenhydrate: 20 g

Eiweiß: 4 g

Portionen

Ergibt 8 Portionen

<u>**Anleitung**</u>

Erhitze die Sahne und die Milch in einem kleinen Topf bei niedriger Hitze und gib die fein gemahlenen Cannabisblüten hinzu. Lass die Mischung etwa 45 Minuten bei niedriger Hitze köcheln und rühre gelegentlich um. Siebe die Mischung anschließend durch ein feines Sieb oder Käsetuch, um die Pflanzenreste zu entfernen, und lass sie abkühlen.

In einer großen Schüssel schlägst du die Eigelb mit dem Zucker cremig. Erhitze die abgekühlte Cannabis-Sahne-Milch-Mischung erneut, bis sie fast kocht. Gieße die heiße Mischung langsam unter ständigem Rühren in die Eigelb-Zucker-Mischung, um ein Stocken der Eier zu verhindern.

Gieße die Mischung zurück in den Topf und erhitze sie bei mittlerer Hitze unter ständigem Rühren, bis die Mischung eindickt und eine puddingartige Konsistenz erreicht. Rühre den Vanilleextrakt und die gehackten Pistazien unter und nimm den Topf vom Herd.

Lasse die Mischung auf Raumtemperatur abkühlen und stelle sie dann in den Kühlschrank, bis sie vollständig gekühlt ist. Gib die Mischung in eine Eismaschine und folge den Anweisungen des Herstellers. Wenn du keine Eismaschine hast, kannst du die Mischung in einen flachen Behälter geben und alle 30 Minuten umrühren, bis sie gefroren ist.

Genieße die Pistazien-Eiscreme als köstliches Dessert. Die Wirkung setzt nach etwa 30-60 Minuten ein, also genieße sie in Maßen.

<u>**Schwierigkeitsgrad**</u>

Mittel

Rezept 76: Cannabis-Erdbeer-Rhabarber-Kuchen

Zutaten

Für die Kruste:

* 200 g Mehl
* 100 g Cannabisbutter, geschmolzen (siehe Seite 14)
* 50 g Zucker

Für die Füllung:

* 300 g frische Erdbeeren, in Scheiben geschnitten
* 300 g Rhabarber, in kleine Stücke geschnitten
* 100 g Zucker
* 2 EL Maisstärke
* 1 TL Vanilleextrakt

Für die Streusel:

* 100 g Mehl
* 100 g Zucker
* 100 g Cannabisbutter (siehe Seite 14)

Zubereitungszeit

Vorbereitung: 30 Minuten

Backzeit: 40 Minuten

Gesamtzeit: 1 Stunde 10 Minuten

Nährstoffangaben (pro Stück)

Kalorien: 280 kcal

Fett: 15 g

Kohlenhydrate: 35 g

Eiweiß: 3 g

Portionen

Ergibt 12 Stücke

Anleitung

Heize den Backofen auf 180°C vor und fette eine Springform (ca. 24 cm Durchmesser) ein. Für die Kruste vermischst du Mehl, geschmolzene Cannabisbutter und Zucker in einer großen Schüssel, bis alles gut vermischt ist. Drücke die Mischung gleichmäßig auf den Boden der Springform.

Für die Füllung vermischst du die Erdbeeren, Rhabarber, Zucker, Maisstärke und Vanilleextrakt in einer großen Schüssel. Gib die Mischung auf die vorbereitete Kruste.

In einer weiteren Schüssel vermischst du Mehl, Zucker und Cannabisbutter, bis sich Streusel bilden. Verteile die Streusel gleichmäßig über die Erdbeer-Rhabarber-Füllung.

Backe den Kuchen für etwa 40 Minuten oder bis die Streusel goldbraun sind. Lass den Kuchen in der Form abkühlen.

Genieße den Erdbeer-Rhabarber-Kuchen als köstliches Dessert. Die Wirkung setzt nach etwa 30-60 Minuten ein, also genieße ihn in Maßen.

Schwierigkeitsgrad

Mittel

Rezept 77: Cannabis-Schoko-Erdnussbutter-Cups

Zutaten

- 200 g Zartbitterschokolade
- 100 g Cannabisbutter (siehe Seite 14)
- 100 g Erdnussbutter
- 50 g Puderzucker
- 1 TL Vanilleextrakt

Zubereitungszeit

Vorbereitung: 15 Minuten

Kühlzeit: 1 Stunde

Gesamtzeit: 1 Stunde 15 Minuten

Nährstoffangaben (pro Cup)

Kalorien: 150 kcal

Fett: 10 g

Kohlenhydrate: 12 g

Eiweiß: 3 g

Portionen

Ergibt 12 Cups

Anleitung

Schmelze die Zartbitterschokolade zusammen mit der Cannabisbutter in einem hitzebeständigen Topf bei niedriger Hitze, bis die Mischung glatt ist. Gieße einen kleinen Löffel der geschmolzenen Schokolade in die Böden von Muffinförmchen und stelle sie in den Kühlschrank, um fest zu werden.

In einer separaten Schüssel vermischst du die Erdnussbutter, Puderzucker und Vanilleextrakt, bis alles gut vermischt ist. Nimm die Muffinförmchen aus dem Kühlschrank und verteile die Erdnussbutter-Mischung gleichmäßig auf die festgewordene Schokolade. Gieße die restliche geschmolzene Schokolade über die Erdnussbutter-Mischung, bis die Förmchen gefüllt sind.

Stelle die Cups erneut in den Kühlschrank und lass sie mindestens 1 Stunde fest werden. Genieße die Schoko-Erdnussbutter-Cups als süßen Leckerbissen. Die Wirkung setzt nach etwa 30-60 Minuten ein, also genieße sie in Maßen.

Schwierigkeitsgrad

Einfach

Rezept 78: Cannabis-Mohn-Zitronen-Brot

Zutaten

- 200 g Cannabisbutter (siehe Seite 14)
- 200 g Zucker
- 4 Eier
- 1 TL Vanilleextrakt
- Saft und Schale von 2 Zitronen
- 250 g Mehl
- 1 TL Backpulver
- 2 EL Mohn
- 1 Prise Salz

Zubereitungszeit

Vorbereitung: 20 Minuten

Backzeit: 60 Minuten

Gesamtzeit: 1 Stunde 20 Minuten

Nährstoffangaben (pro Scheibe)

Kalorien: 200 kcal

Fett: 12 g

Kohlenhydrate: 22 g

Eiweiß: 3 g

Portionen

Ergibt 12 Scheiben

<u>Anleitung</u>

Heize den Backofen auf 180°C vor und fette eine Kastenform ein. In einer großen Schüssel schlägst du die Cannabisbutter mit dem Zucker cremig. Füge die Eier, den Vanilleextrakt, den Zitronensaft und die Zitronenschale hinzu und rühre gut um.

In einer separaten Schüssel vermischst du Mehl, Backpulver, Mohn und Salz. Gib die trockenen Zutaten nach und nach zur Buttermischung und rühre, bis ein glatter Teig entsteht.

Gieße den Teig in die vorbereitete Kastenform und backe das Mohn-Zitronen-Brot für etwa 60 Minuten oder bis ein Zahnstocher, der in die Mitte gesteckt wird, sauber herauskommt. Lass das Brot in der Form abkühlen.

Genieße das Mohn-Zitronen-Brot als köstlichen Snack oder zum Frühstück. Die Wirkung setzt nach etwa 30-60 Minuten ein, also genieße es in Maßen.

<u>Schwierigkeitsgrad</u>

Mittel

Rezept 79: Cannabis-Honig-Nuss-Granola

Zutaten

- 200 g Haferflocken
- 100 g Nüsse, gehackt
- 50 g Kokosraspeln
- 100 g Cannabisbutter (siehe Seite 14)
- 100 g Honig
- 1 TL Vanilleextrakt
- 1 Prise Salz

Zubereitungszeit

Vorbereitung: 10 Minuten

Backzeit: 30 Minuten

Gesamtzeit: 40 Minuten

Nährstoffangaben (pro Portion)

Kalorien: 180 kcal

Fett: 10 g

Kohlenhydrate: 20 g

Eiweiß: 4 g

Portionen

Ergibt 8 Portionen

Anleitung

Heize den Backofen auf 150°C vor und lege ein Backblech mit Backpapier aus. In einer großen Schüssel vermischst du die Haferflocken, gehackten Nüsse und Kokosraspeln. Erhitze die Cannabisbutter und den Honig in einem kleinen Topf bei niedriger Hitze, bis die Mischung glatt ist.

Gieße die Mischung über die trockenen Zutaten und rühre gut um, bis alles gleichmäßig vermischt ist. Verteile die Mischung gleichmäßig auf dem vorbereiteten Backblech und backe das Granola für etwa 25-30 Minuten oder bis es goldbraun und knusprig ist, dabei gelegentlich umrühren.

Lass das Granola vollständig abkühlen und bewahre es in einem luftdichten Behälter auf. Genieße das Honig-Nuss-Granola als leckeren und gesunden Snack oder zum Frühstück. Die Wirkung setzt nach etwa 30-60 Minuten ein, also genieße es in Maßen.

Schwierigkeitsgrad

Mittel

Rezept 80: Cannabis-Schoko-Kokos-Milchshake

Zutaten

- 1 g Cannabisblüten, fein gemahlen
- 250 ml Kokosmilch
- 2 Kugeln Schokoladeneis
- 1 EL Kakaopulver
- 1 TL Vanilleextrakt
- 1 EL Honig
- 1 Handvoll Eiswürfel

Zubereitungszeit

Vorbereitung: 5 Minuten, Gesamtzeit: 5 Minuten

Nährstoffangaben (pro Milchshake)

Kalorien: 300 kcal, Fett: 18 g, Kohlenhydrate: 30 g, Eiweiß: 5 g

Portionen : Ergibt 2 Milchshakes

Anleitung

Erhitze die Kokosmilch in einem kleinen Topf bei niedriger Hitze und gib die fein gemahlenen Cannabisblüten hinzu. Lass die Mischung etwa 45 Minuten bei niedriger Hitze köcheln und rühre gelegentlich um. Siebe die Kokosmilch anschließend durch ein feines Sieb oder Käsetuch, um die Pflanzenreste zu entfernen, und lass sie abkühlen.

In einem Mixer gibst du die abgekühlte Cannabis-Kokosmilch, Schokoladeneis, Kakaopulver, Vanilleextrakt, Honig und Eiswürfel. Mixe alles auf hoher Stufe, bis der Milchshake glatt und cremig ist. Gieße den Milchshake in zwei Gläser und genieße ihn sofort.

Genieße den Schoko-Kokos-Milchshake als erfrischenden und köstlichen Snack. Die Wirkung setzt nach etwa 30-60 Minuten ein, also genieße ihn in Maßen.

Schwierigkeitsgrad

Einfach

Rezept 81: Cannabis-Pistazien-Kekse

Zutaten

- 200 g Cannabisbutter (siehe Seite 14)
- 100 g Zucker
- 1 Ei
- 1 TL Vanilleextrakt
- 250 g Mehl
- 1 TL Backpulver
- 1 Prise Salz
- 100 g gehackte Pistazien

Zubereitungszeit

Vorbereitung: 15 Minuten

Backzeit: 15 Minuten

Gesamtzeit: 30 Minuten

Nährstoffangaben (pro Keks)

Kalorien: 150 kcal

Fett: 10 g

Kohlenhydrate: 12 g

Eiweiß: 3 g

Portionen

Ergibt 24 Kekse

Anleitung

Heize den Backofen auf 180°C vor und lege ein Backblech mit Backpapier aus. In einer großen Schüssel schlägst du die Cannabisbutter mit dem Zucker cremig. Füge das Ei und den Vanilleextrakt hinzu und rühre gut um.

In einer separaten Schüssel vermischst du Mehl, Backpulver und Salz. Gib die trockenen Zutaten nach und nach zur Buttermischung und rühre, bis ein glatter Teig entsteht. Hebe die gehackten Pistazien unter.

Mit einem Esslöffel formst du kleine Teigkugeln und setzt sie auf das vorbereitete Backblech. Drücke die Kugeln leicht flach und backe die Kekse für etwa 12-15 Minuten oder bis die Ränder leicht goldbraun sind.

Lass die Kekse auf einem Gitter abkühlen. Genieße die Pistazien-Kekse als besonderen Leckerbissen. Die Wirkung setzt nach etwa 30-60 Minuten ein, also genieße sie in Maßen.

Schwierigkeitsgrad

Mittel

Rezept 82: Cannabis-Kokos-Limetten-Kuchen

Zutaten

* 200 g Cannabisbutter (siehe Seite 14)
* 200 g Zucker
* 4 Eier
* 1 TL Vanilleextrakt
* Saft und Schale von 2 Limetten
* 250 g Mehl
* 1 TL Backpulver
* 1 Prise Salz
* 100 g Kokosraspeln

Zubereitungszeit

Vorbereitung: 20 Minuten

Backzeit: 50 Minuten

Gesamtzeit: 1 Stunde 10 Minuten

Nährstoffangaben (pro Stück)

Kalorien: 240 kcal

Fett: 14 g

Kohlenhydrate: 25 g

Eiweiß: 4 g

Portionen

Ergibt 12 Stücke

Anleitung

Heize den Backofen auf 180°C vor und fette eine Kastenform ein. In einer großen Schüssel schlägst du die Cannabisbutter mit dem Zucker cremig. Füge die Eier, den Vanilleextrakt, den Limettensaft und die Limettenschale hinzu und rühre gut um.

In einer separaten Schüssel vermischst du Mehl, Backpulver, Salz und Kokosraspeln. Gib die trockenen Zutaten nach und nach zur Buttermischung und rühre, bis ein glatter Teig entsteht.

Gieße den Teig in die vorbereitete Kastenform und backe den Kokos-Limetten-Kuchen für etwa 50 Minuten oder bis ein Zahnstocher, der in die Mitte gesteckt wird, sauber herauskommt. Lass den Kuchen in der Form abkühlen.

Genieße den Kokos-Limetten-Kuchen als erfrischendes Dessert oder Snack. Die Wirkung setzt nach etwa 30-60 Minuten ein, also genieße ihn in Maßen.

Schwierigkeitsgrad

Mittel

Rezept 83: Cannabis-Erdbeer-Sahne-Roulade

Zutaten

Für den Biskuit:

- 100 g Mehl
- 100 g Zucker
- 4 Eier
- 1 TL Vanilleextrakt
- 1 TL Backpulver
- 1 Prise Salz

Für die Füllung:

- 200 ml Schlagsahne
- 2 EL Puderzucker
- 200 g frische Erdbeeren, in Scheiben geschnitten
- 50 g Cannabisbutter, geschmolzen (siehe Seite 14)

Zubereitungszeit

Vorbereitung: 20 Minuten

Backzeit: 10 Minuten

Kühlzeit: 1 Stunde

Gesamtzeit: 1 Stunde 30 Minuten

Nährstoffangaben (pro Stück)

Kalorien: 220 kcal

Fett: 12 g

Kohlenhydrate: 25 g

Eiweiß: 4 g

Portionen

Ergibt 10 Stücke

<u>Anleitung</u>

Heize den Backofen auf 180°C vor und lege ein Backblech mit Backpapier aus. In einer großen Schüssel schlägst du die Eier mit dem Zucker cremig, bis die Mischung hell und schaumig ist. Füge den Vanilleextrakt hinzu und rühre gut um.

In einer separaten Schüssel vermischst du Mehl, Backpulver und Salz. Siebe die trockenen Zutaten über die Eiermischung und hebe sie vorsichtig unter, bis ein glatter Teig entsteht.

Verteile den Teig gleichmäßig auf dem vorbereiteten Backblech und backe ihn für etwa 10 Minuten oder bis er leicht goldbraun ist. Stürze den heißen Biskuit auf ein mit Zucker bestreutes Küchentuch und rolle ihn vorsichtig auf. Lasse ihn so vollständig abkühlen.

Während der Biskuit abkühlt, schlägst du die Sahne mit dem Puderzucker steif. Rolle den abgekühlten Biskuit vorsichtig ab und bestreiche ihn mit der geschmolzenen Cannabisbutter. Verteile die Schlagsahne gleichmäßig darauf und belege sie mit den Erdbeerscheiben.

Rolle den Biskuit wieder vorsichtig auf und stelle die Roulade für etwa 1 Stunde in den Kühlschrank, damit sie fest wird. Schneide die Erdbeer-Sahne-Roulade in Stücke und genieße sie als köstliches Dessert. Die Wirkung setzt nach etwa 30-60 Minuten ein, also genieße sie in Maßen.

<u>Schwierigkeitsgrad</u>

Mittel

Rezept 84: Cannabis-Schoko-Minz-Trüffel

Zutaten

- 200 g Zartbitterschokolade
- 100 g Cannabisbutter (siehe Seite 14)
- 100 ml Sahne
- 50 g Puderzucker
- 1 TL Vanilleextrakt
- 1 TL Minzextrakt
- Kakaopulver zum Wälzen

Zubereitungszeit

Vorbereitung: 15 Minuten, Kühlzeit: 2 Stunden

Gesamtzeit: 2 Stunden 15 Minuten

Nährstoffangaben (pro Trüffel)

Kalorien: 100 kcal, Fett: 7 g, Kohlenhydrate: 10 g, Eiweiß: 1 g

Portionen: Ergibt 20 Trüffel

Anleitung

Schmelze die Zartbitterschokolade zusammen mit der Cannabisbutter und der Sahne in einem hitzebeständigen Topf bei niedriger Hitze, bis die Mischung glatt ist. Rühre den Puderzucker, den Vanilleextrakt und den Minzextrakt unter, bis alles gut vermischt ist.

Lasse die Mischung leicht abkühlen und stelle sie dann für etwa 2 Stunden in den Kühlschrank, bis sie fest genug ist, um sie zu formen. Mit einem Teelöffel nimmst du kleine Portionen der Schokoladenmischung und rollst sie zu Kugeln.

Wälze die Trüffel in Kakaopulver, um sie zu dekorieren. Bewahre die fertigen Trüffel im Kühlschrank auf und genieße sie in Maßen. Die Wirkung setzt nach etwa 30-60 Minuten ein.

Schwierigkeitsgrad

Mittel

Rezept 85: Cannabis-Kokos-Reis-Pudding

Zutaten

🍁 1 g Cannabisblüten, fein gemahlen

🍁 400 ml Kokosmilch

🍁 100 g Milchreis

🍁 50 g Zucker

🍁 1 TL Vanilleextrakt

🍁 1 Prise Salz

Zubereitungszeit

Vorbereitung: 5 Minuten, Kochzeit: 30 Minuten

Gesamtzeit: 35 Minuten

Nährstoffangaben (pro Portion)

Kalorien: 180 kcal, Fett: 10 g, Kohlenhydrate: 20 g, Eiweiß: 3 g

Portionen

Ergibt 4 Portionen

Anleitung

Erhitze die Kokosmilch in einem kleinen Topf bei niedriger Hitze und gib die fein gemahlenen Cannabisblüten hinzu. Lass die Mischung etwa 45 Minuten bei niedriger Hitze köcheln und rühre gelegentlich um. Siebe die Kokosmilch anschließend durch ein feines Sieb oder Käsetuch, um die Pflanzenreste zu entfernen.

Füge den Milchreis, Zucker, Vanilleextrakt und eine Prise Salz zur Kokosmilch hinzu und erhitze die Mischung bei mittlerer Hitze. Lasse den Reis unter ständigem Rühren köcheln, bis er weich und die Mischung dick und cremig ist, etwa 30 Minuten.

Verteile den Kokos-Reis-Pudding auf Dessertschalen und lasse ihn etwas abkühlen. Genieße den Pudding warm oder kalt als köstliches Dessert. Die Wirkung setzt nach etwa 30-60 Minuten ein, also genieße ihn in Maßen.

Schwierigkeitsgrad

Einfach

Rezept 86: Cannabis-Apfel-Crumble

Zutaten

Für die Füllung:

- 1 g Cannabisblüten, fein gemahlen
- 4 Äpfel, geschält und in Scheiben geschnitten
- 50 g Zucker
- 1 TL Zimt
- 1 EL Zitronensaft

Für die Streusel:

- 150 g Mehl
- 100 g Zucker
- 100 g Cannabisbutter (siehe Seite 14)
- 1 TL Zimt
- 1 Prise Salz

Zubereitungszeit

Vorbereitung: 20 Minuten

Backzeit: 40 Minuten

Gesamtzeit: 1 Stunde

Nährstoffangaben (pro Portion)

Kalorien: 250 kcal

Fett: 12 g

Kohlenhydrate: 30 g

Eiweiß: 2 g

Portionen

Ergibt 8 Portionen

<u>**Anleitung**</u>

Heize den Backofen auf 180°C vor und fette eine Auflaufform ein. Für die Füllung vermischst du die Apfelscheiben, Zucker, Zimt und Zitronensaft in einer großen Schüssel. Gib die Mischung in die vorbereitete Auflaufform.

In einer separaten Schüssel vermischst du Mehl, Zucker, Zimt und Salz. Gib die kalte Cannabisbutter hinzu und zerreibe sie mit den Fingern oder einem Teigmischer, bis die Mischung groben Krümeln ähnelt. Verteile die Streusel gleichmäßig über die Apfelfüllung.

Backe den Crumble für etwa 40 Minuten oder bis die Streusel goldbraun sind und die Äpfel weich sind. Lasse den Crumble etwas abkühlen, bevor du ihn servierst.

Genieße den Apfel-Crumble als köstliches Dessert. Die Wirkung setzt nach etwa 30-60 Minuten ein, also genieße ihn in Maßen.

<u>**Schwierigkeitsgrad**</u>

Mittel

Rezept 87: Cannabis-Pfirsich-Galette

Zutaten

Für den Teig:

* 200 g Mehl
* 100 g Cannabisbutter, kalt und in Stücke geschnitten (siehe Seite 14)
* 1 EL Zucker
* 1 Prise Salz
* 4 EL kaltes Wasser

Für die Füllung:

* 4 Pfirsiche, in Scheiben geschnitten
* 50 g Zucker
* 1 EL Maisstärke
* 1 TL Vanilleextrakt

Zubereitungszeit

Vorbereitung: 30 Minuten

Backzeit: 40 Minuten

Gesamtzeit: 1 Stunde 10 Minuten

Nährstoffangaben (pro Stück)

Kalorien: 250 kcal

Fett: 12 g

Kohlenhydrate: 30 g

Eiweiß: 3 g

Portionen

Ergibt 8 Stücke

<h2 align="center"><u>Anleitung</u></h2>

Für den Teig vermischst du Mehl, Zucker und Salz in einer großen Schüssel. Gib die kalte Cannabisbutter hinzu und zerreibe sie mit den Fingern oder einem Teigmischer, bis die Mischung groben Krümeln ähnelt. Füge das kalte Wasser hinzu und rühre, bis der Teig zusammenkommt. Forme den Teig zu einer Scheibe, wickle ihn in Frischhaltefolie und stelle ihn für mindestens 30 Minuten in den Kühlschrank.

Heize den Backofen auf 180°C vor und lege ein Backblech mit Backpapier aus. Für die Füllung vermischst du die Pfirsichscheiben, Zucker, Maisstärke und Vanilleextrakt in einer großen Schüssel.

Rolle den gekühlten Teig auf einer leicht bemehlten Arbeitsfläche zu einem großen Kreis aus und lege ihn auf das vorbereitete Backblech. Verteile die Pfirsichfüllung gleichmäßig in der Mitte des Teigs und lasse einen Rand von etwa 5 cm frei. Falte die Ränder des Teigs über die Füllung und backe die Galette für etwa 40 Minuten oder bis die Kruste goldbraun ist und die Pfirsiche weich sind.

Lasse die Galette etwas abkühlen, bevor du sie in Stücke schneidest. Genieße die Pfirsich-Galette als köstliches Dessert. Die Wirkung setzt nach etwa 30-60 Minuten ein, also genieße sie in Maßen.

<h2 align="center"><u>Schwierigkeitsgrad</u></h2>

Mittel

Rezept 88: Cannabis-Kirsch-Schoko-Muffins

Zutaten

🌿 200 g Cannabisbutter (siehe Seite 14)

🌿 200 g Zucker

🌿 2 Eier

🌿 1 TL Vanilleextrakt

🌿 250 g Mehl

🌿 1 TL Backpulver

🌿 1 Prise Salz

🌿 100 g Schokoladenstückchen

🌿 150 g Kirschen, entsteint und gehackt

Zubereitungszeit

Vorbereitung: 15 Minuten

Backzeit: 20 Minuten

Gesamtzeit: 35 Minuten

Nährstoffangaben (pro Muffin)

Kalorien: 180 kcal

Fett: 10 g

Kohlenhydrate: 22 g

Eiweiß: 3 g

Portionen

Ergibt 12 Muffins

Anleitung

Heize den Backofen auf 180°C vor und lege ein Muffinblech mit Papierförmchen aus. In einer großen Schüssel schlägst du die Cannabisbutter mit dem Zucker cremig. Füge die Eier und den Vanilleextrakt hinzu und rühre gut um.

In einer separaten Schüssel vermischst du Mehl, Backpulver und Salz. Gib die trockenen Zutaten nach und nach zur Buttermischung und rühre, bis ein glatter Teig entsteht. Hebe die Schokoladenstückchen und die gehackten Kirschen unter.

Fülle den Teig gleichmäßig in die Muffinförmchen und backe die Muffins für etwa 18-20 Minuten oder bis ein Zahnstocher, der in die Mitte gesteckt wird, sauber herauskommt. Lass die Muffins auf einem Gitter abkühlen.

Genieße die Kirsch-Schoko-Muffins als köstlichen Snack. Die Wirkung setzt nach etwa 30-60 Minuten ein, also genieße sie in Maßen.

Schwierigkeitsgrad

Einfach

Rezept 89: Cannabis-Pfirsich-Kokos-Törtchen

Zutaten

Für den Teig:

* 200 g Mehl
* 100 g Cannabisbutter, kalt und in Stücke geschnitten (siehe Seite 14)
* 50 g Zucker
* 1 Prise Salz
* 4 EL kaltes Wasser

Für die Füllung:

* 4 Pfirsiche, in Scheiben geschnitten
* 50 g Zucker
* 1 EL Maisstärke
* 1 TL Vanilleextrakt
* 50 g Kokosraspeln

Zubereitungszeit

Vorbereitung: 30 Minuten

Backzeit: 25 Minuten

Gesamtzeit: 55 Minuten

Nährstoffangaben (pro Törtchen)

Kalorien: 200 kcal

Fett: 12 g

Kohlenhydrate: 20 g

Eiweiß: 3 g

Portionen

Ergibt 8 Törtchen

Für den Teig vermischst du Mehl, Zucker und Salz in einer großen Schüssel. Gib die kalte Cannabisbutter hinzu und zerreibe sie mit den Fingern oder einem Teigmischer, bis die Mischung groben Krümeln ähnelt. Füge das kalte Wasser hinzu und rühre, bis der Teig zusammenkommt. Forme den Teig zu einer Scheibe, wickle ihn in Frischhaltefolie und stelle ihn für mindestens 30 Minuten in den Kühlschrank.

Heize den Backofen auf 180°C vor und fette eine Muffinform oder Törtchenförmchen ein. Für die Füllung vermischst du die Pfirsichscheiben, Zucker, Maisstärke, Vanilleextrakt und Kokosraspeln in einer großen Schüssel.

Rolle den gekühlten Teig auf einer leicht bemehlten Arbeitsfläche aus und schneide Kreise aus, die groß genug sind, um die Förmchen auszukleiden. Lege die Teigkreise in die Förmchen und drücke sie leicht an. Verteile die Pfirsich-Kokos-Füllung gleichmäßig in den Teigförmchen und backe die Törtchen für etwa 25 Minuten oder bis die Kruste goldbraun ist und die Pfirsiche weich sind.

Lasse die Törtchen etwas abkühlen, bevor du sie aus den Förmchen nimmst. Genieße die Pfirsich-Kokos-Törtchen als köstliches Dessert. Die Wirkung setzt nach etwa 30-60 Minuten ein, also genieße sie in Maßen.

Schwierigkeitsgrad

Mittel

Rezept 90: Cannabis-Schoko-Mandel-Granola

Zutaten

- 200 g Haferflocken
- 100 g Mandeln, gehackt
- 50 g Kokosraspeln
- 100 g Cannabisbutter (siehe Seite 14)
- 100 g Honig
- 50 g Zartbitterschokolade, gehackt
- 1 TL Vanilleextrakt
- 1 Prise Salz

Zubereitungszeit

Vorbereitung: 10 Minuten

Backzeit: 30 Minuten

Gesamtzeit: 40 Minuten

Nährstoffangaben (pro Portion)

Kalorien: 180 kcal

Fett: 10 g

Kohlenhydrate: 20 g

Eiweiß: 4 g

Portionen

Ergibt 8 Portionen

Anleitung

Heize den Backofen auf 150°C vor und lege ein Backblech mit Backpapier aus. In einer großen Schüssel vermischst du die Haferflocken, gehackten Mandeln und Kokosraspeln. Erhitze die Cannabisbutter und den Honig in einem kleinen Topf bei niedriger Hitze, bis die Mischung glatt ist.

Gieße die Mischung über die trockenen Zutaten und rühre gut um, bis alles gleichmäßig vermischt ist. Verteile die Mischung gleichmäßig auf dem vorbereiteten Backblech und backe das Granola für etwa 25-30 Minuten oder bis es goldbraun und knusprig ist, dabei gelegentlich umrühren.

Lasse das Granola vollständig abkühlen und rühre die gehackte Zartbitterschokolade und den Vanilleextrakt unter. Bewahre das Granola in einem luftdichten Behälter auf.

Genieße das Schoko-Mandel-Granola als leckeren und gesunden Snack oder zum Frühstück. Die Wirkung setzt nach etwa 30-60 Minuten ein, also genieße es in Maßen.

Schwierigkeitsgrad

Mittel

Rezept 91: Cannabis-Himbeer-Käsekuchen

Zutaten

Für die Kruste:

* 200 g Kekskrümel (z.B. Butterkekse)
* 100 g Cannabisbutter, geschmolzen (siehe Seite 14)

Für die Füllung:

* 500 g Frischkäse
* 200 g Zucker
* 3 Eier
* 1 TL Vanilleextrakt
* 200 g frische Himbeeren

Zubereitungszeit

Vorbereitung: 20 Minuten

Backzeit: 60 Minuten

Kühlzeit: 2 Stunden

Gesamtzeit: 3 Stunden 20 Minuten

Nährstoffangaben (pro Stück)

Kalorien: 300 kcal

Fett: 20 g

Kohlenhydrate: 25 g

Eiweiß: 5 g

Portionen

Ergibt 12 Stücke

Heize den Backofen auf 160°C vor und fette eine Springform (ca. 24 cm Durchmesser) ein. In einer großen Schüssel vermischst du die Kekskrümel mit der geschmolzenen Cannabisbutter, bis alles gut vermischt ist. Drücke die Mischung gleichmäßig auf den Boden der Springform.

In einer weiteren großen Schüssel schlägst du den Frischkäse mit dem Zucker cremig. Füge die Eier und den Vanilleextrakt hinzu und rühre gut um. Hebe die frischen Himbeeren vorsichtig unter die Frischkäsemischung.

Gieße die Füllung auf die vorbereitete Kruste und backe den Käsekuchen für etwa 50-60 Minuten oder bis die Mitte nur leicht wackelt. Lasse den Käsekuchen im ausgeschalteten Ofen bei geöffneter Tür etwa 1 Stunde abkühlen und stelle ihn dann für mindestens 2 Stunden in den Kühlschrank.

Genieße den Himbeer-Käsekuchen als köstliches Dessert. Die Wirkung setzt nach etwa 30-60 Minuten ein, also genieße ihn in Maßen.

Schwierigkeitsgrad

Mittel

Rezept 92: Cannabis-Banoffee-Pie

Zutaten

Für die Kruste:

- 200 g Kekskrümel (z.B. Butterkekse)
- 100 g Cannabisbutter, geschmolzen (siehe Seite 14)

Für die Füllung:

- 400 g gezuckerte Kondensmilch (Dulce de Leche)
- 3 reife Bananen, in Scheiben geschnitten
- 200 ml Schlagsahne
- 2 EL Puderzucker
- 1 TL Vanilleextrakt
- 50 g geriebene Schokolade

Zubereitungszeit

Vorbereitung: 20 Minuten

Kühlzeit: 2 Stunden

Gesamtzeit: 2 Stunden 20 Minuten

Nährstoffangaben (pro Stück)

Kalorien: 350 kcal

Fett: 22 g

Kohlenhydrate: 35 g

Eiweiß: 5 g

Portionen

Ergibt 12 Stücke

Anleitung

In einer großen Schüssel vermischst du die Kekskrümel mit der geschmolzenen Cannabisbutter, bis alles gut vermischt ist. Drücke die Mischung gleichmäßig auf den Boden einer Springform (ca. 24 cm Durchmesser). Stelle die Kruste für etwa 15 Minuten in den Kühlschrank, damit sie fest wird.

Verteile die gezuckerte Kondensmilch gleichmäßig auf der gekühlten Kruste. Belege die Dulce de Leche-Schicht mit den Bananenscheiben.

Schlage die Sahne mit dem Puderzucker und dem Vanilleextrakt steif und verteile sie gleichmäßig auf den Bananenscheiben. Bestreue die Torte mit geriebener Schokolade.

Stelle die Banoffee-Pie für mindestens 2 Stunden in den Kühlschrank, damit sie gut durchzieht und fest wird. Genieße die Banoffee-Pie als köstliches Dessert. Die Wirkung setzt nach etwa 30-60 Minuten ein, also genieße sie in Maßen.

Schwierigkeitsgrad

Mittel

Rezept 93: Cannabis-Schoko-Himbeer-Torte

Zutaten

Für die Böden:

- 200 g Zartbitterschokolade
- 200 g Cannabisbutter (siehe Seite 14)
- 200 g Zucker
- 4 Eier
- 1 TL Vanilleextrakt
- 200 g Mehl
- 1 TL Backpulver
- 1 Prise Salz

Für die Füllung:

- 200 ml Sahne
- 200 g frische Himbeeren
- 2 EL Puderzucker

Für die Glasur:

- 100 g Zartbitterschokolade
- 50 g Cannabisbutter (siehe Seite 14)

Zubereitungszeit

Vorbereitung: 30 Minuten

Backzeit: 25 Minuten

Kühlzeit: 1 Stunde

Gesamtzeit: 1 Stunde 55 Minuten

Nährstoffangaben (pro Stück)

Kalorien: 350 kcal, Fett: 22 g, Kohlenhydrate: 30 g, Eiweiß: 5 g

Portionen

Ergibt 12 Stücke

Anleitung

Heize den Backofen auf 180°C vor und fette zwei Springformen (ca. 24 cm Durchmesser) ein. Schmelze die Zartbitterschokolade zusammen mit der Cannabisbutter in einem hitzebeständigen Topf bei niedriger Hitze, bis die Mischung glatt ist. Lasse sie etwas abkühlen.

In einer großen Schüssel schlägst du die Eier mit dem Zucker cremig. Füge den Vanilleextrakt hinzu und rühre gut um. Gib die geschmolzene Schokoladen-Butter-Mischung hinzu und rühre, bis alles gut vermischt ist.

In einer separaten Schüssel vermischst du Mehl, Backpulver und Salz. Gib die trockenen Zutaten nach und nach zur Schokoladenmischung und rühre, bis ein glatter Teig entsteht.

Verteile den Teig gleichmäßig auf die beiden vorbereiteten Springformen und backe die Böden für etwa 20-25 Minuten oder bis ein Zahnstocher, der in die Mitte gesteckt wird, sauber herauskommt. Lass die Böden in den Formen abkühlen.

Für die Füllung schlägst du die Sahne mit dem Puderzucker steif und hebst die frischen Himbeeren vorsichtig unter. Bestreiche einen der abgekühlten Böden mit der Himbeersahne und lege den zweiten Boden darauf.

Für die Glasur schmilzt du die Zartbitterschokolade zusammen mit der Cannabisbutter in einem hitzebeständigen Topf bei niedriger Hitze, bis die Mischung glatt ist. Lasse sie etwas abkühlen und gieße sie dann gleichmäßig über die Torte.

Stelle die Torte für mindestens 1 Stunde in den Kühlschrank, damit die Glasur fest wird. Schneide die Schoko-Himbeer-Torte in Stücke und genieße sie als köstliches Dessert. Die Wirkung setzt nach etwa 30-60 Minuten ein, also genieße sie in Maßen.

Schwierigkeitsgrad

Mittel

Rezept 94: Cannabis-Schoko-Orangen-Brownies

Zutaten

🍁 200 g Cannabisbutter (siehe Seite 14)
🍁 200 g Zucker
🍁 4 Eier
🍁 1 TL Vanilleextrakt
🍁 200 g Zartbitterschokolade, geschmolzen
🍁 Saft und Schale einer Orange
🍁 200 g Mehl
🍁 1 TL Backpulver
🍁 1 Prise Salz

Zubereitungszeit

Vorbereitung: 20 Minuten

Backzeit: 25 Minuten

Gesamtzeit: 45 Minuten

Nährstoffangaben (pro Brownie)

Kalorien: 250 kcal

Fett: 15 g

Kohlenhydrate: 28 g

Eiweiß: 3 g

Portionen

Ergibt 16 Brownies

<u>Anleitung</u>

Heize den Backofen auf 180°C vor und fette eine quadratische Backform (ca. 20x20 cm) ein. In einer großen Schüssel schlägst du die Cannabisbutter mit dem Zucker cremig. Füge die Eier und den Vanilleextrakt hinzu und rühre gut um.

Gib die geschmolzene Zartbitterschokolade, den Orangensaft und die Orangenschale hinzu und rühre, bis alles gut vermischt ist. In einer separaten Schüssel vermischst du Mehl, Backpulver und Salz. Gib die trockenen Zutaten nach und nach zur Buttermischung und rühre, bis ein glatter Teig entsteht.

Verteile den Teig gleichmäßig in der vorbereiteten Backform und backe die Brownies für etwa 20-25 Minuten oder bis die Oberseite fest ist und ein Zahnstocher, der in die Mitte gesteckt wird, nur leicht klebrig herauskommt. Lass die Brownies vollständig in der Form abkühlen, bevor du sie in 16 Stücke schneidest.

Genieße die Schoko-Orangen-Brownies als süßen Leckerbissen. Die Wirkung setzt nach etwa 30-60 Minuten ein, also genieße sie in Maßen.

<u>Schwierigkeitsgrad</u>

Mittel

Rezept 95: Cannabis-Karamell-Mousse

Zutaten

- 1 g Cannabisblüten, fein gemahlen
- 400 ml Sahne
- 100 g Zucker
- 4 Eigelb
- 1 TL Vanilleextrakt
- 100 g Karamellsoße

Zubereitungszeit

Vorbereitung: 20 Minuten

Kühlzeit: 2 Stunden

Gesamtzeit: 2 Stunden 20 Minuten

Nährstoffangaben (pro Portion)

Kalorien: 300 kcal

Fett: 22 g

Kohlenhydrate: 20 g

Eiweiß: 4 g

Portionen

Ergibt 4 Portionen

Erhitze die Sahne in einem kleinen Topf bei niedriger Hitze und gib die fein gemahlenen Cannabisblüten hinzu. Lass die Mischung etwa 45 Minuten bei niedriger Hitze köcheln und rühre gelegentlich um. Siebe die Mischung anschließend durch ein feines Sieb oder Käsetuch, um die Pflanzenreste zu entfernen, und lass sie abkühlen.

In einer großen Schüssel schlägst du die Eigelb mit dem Zucker cremig. Erhitze die abgekühlte Cannabis-Sahne-Mischung erneut, bis sie fast kocht. Gieße die heiße Mischung langsam unter ständigem Rühren in die Eigelb-Zucker-Mischung, um ein Stocken der Eier zu verhindern.

Gieße die Mischung zurück in den Topf und erhitze sie bei mittlerer Hitze unter ständigem Rühren, bis die Mischung eindickt und eine puddingartige Konsistenz erreicht. Rühre den Vanilleextrakt und die Karamellsoße unter und nimm den Topf vom Herd.

Lasse die Mischung auf Raumtemperatur abkühlen und stelle sie dann in den Kühlschrank, bis sie vollständig gekühlt ist. Schlage die restliche Sahne steif und hebe sie vorsichtig unter die gekühlte Karamellmischung.

Verteile die Karamell-Mousse auf Dessertschalen und stelle sie für mindestens 2 Stunden in den Kühlschrank, damit sie fest wird. Genieße die Karamell-Mousse als köstliches Dessert. Die Wirkung setzt nach etwa 30-60 Minuten ein, also genieße sie in Maßen.

Schwierigkeitsgrad

Mittel

Rezept 96: Cannabis-Mandel-Ricotta-Kuchen

Zutaten

* 200 g Cannabisbutter (siehe Seite 14)
* 200 g Zucker
* 4 Eier
* 1 TL Vanilleextrakt
* 250 g Ricotta
* 200 g gemahlene Mandeln
* 100 g Mehl
* 1 TL Backpulver
* 1 Prise Salz
* 50 g gehobelte Mandeln

Zubereitungszeit

Vorbereitung: 20 Minuten

Backzeit: 50 Minuten

Gesamtzeit: 1 Stunde 10 Minuten

Nährstoffangaben (pro Stück)

Kalorien: 280 kcal

Fett: 18 g

Kohlenhydrate: 25 g

Eiweiß: 6 g

Portionen

Ergibt 12 Stücke

Anleitung

Heize den Backofen auf 180°C vor und fette eine Springform (ca. 24 cm Durchmesser) ein. In einer großen Schüssel schlägst du die Cannabisbutter mit dem Zucker cremig. Füge die Eier und den Vanilleextrakt hinzu und rühre gut um. Füge den Ricotta hinzu und rühre, bis alles gut vermischt ist.

In einer separaten Schüssel vermischst du gemahlene Mandeln, Mehl, Backpulver und Salz. Gib die trockenen Zutaten nach und nach zur Ricotta-Mischung und rühre, bis ein glatter Teig entsteht. Hebe die gehobelten Mandeln unter.

Gieße den Teig in die vorbereitete Springform und backe den Kuchen für etwa 50 Minuten oder bis ein Zahnstocher, der in die Mitte gesteckt wird, sauber herauskommt. Lass den Kuchen in der Form abkühlen.

Genieße den Mandel-Ricotta-Kuchen als köstliches Dessert oder Snack. Die Wirkung setzt nach etwa 30-60 Minuten ein, also genieße ihn in Maßen.

Schwierigkeitsgrad

Mittel

Rezept 97: Cannabis-Schoko-Hafer-Kekse

Zutaten

- 200 g Cannabisbutter (siehe Seite 14)
- 200 g brauner Zucker
- 2 Eier
- 1 TL Vanilleextrakt
- 200 g Haferflocken
- 150 g Mehl
- 1 TL Backpulver
- 1 Prise Salz
- 100 g Schokoladenstückchen

Zubereitungszeit

Vorbereitung: 15 Minuten

Backzeit: 12 Minuten

Gesamtzeit: 27 Minuten

Nährstoffangaben (pro Keks)

Kalorien: 180 kcal

Fett: 10 g

Kohlenhydrate: 20 g

Eiweiß: 3 g

Portionen

Ergibt 24 Kekse

Anleitung

Heize den Backofen auf 180°C vor und lege ein Backblech mit Backpapier aus. In einer großen Schüssel schlägst du die Cannabisbutter mit dem braunen Zucker cremig. Füge die Eier und den Vanilleextrakt hinzu und rühre gut um.

In einer separaten Schüssel vermischst du Haferflocken, Mehl, Backpulver und Salz. Gib die trockenen Zutaten nach und nach zur Buttermischung und rühre, bis ein glatter Teig entsteht. Hebe die Schokoladenstückchen unter.

Mit einem Esslöffel formst du kleine Teigkugeln und setzt sie auf das vorbereitete Backblech. Drücke die Kugeln leicht flach und backe die Kekse für etwa 10-12 Minuten oder bis die Ränder leicht goldbraun sind.

Lass die Kekse auf einem Gitter abkühlen. Genieße die Schoko-Hafer-Kekse als süßen Snack. Die Wirkung setzt nach etwa 30-60 Minuten ein, also genieße sie in Maßen.

Schwierigkeitsgrad

Einfach

Rezept 98: Cannabis-Kokos-Mango-Torte

Zutaten

Für die Böden:

🌿 200 g Mehl

🌿 100 g Cannabisbutter, geschmolzen (siehe Seite 14)

🌿 100 g Zucker

🌿 2 Eier

🌿 1 TL Vanilleextrakt

🌿 1 TL Backpulver

🌿 1 Prise Salz

🌿 100 g Kokosraspeln

Für die Füllung:

🌿 200 ml Schlagsahne

🌿 2 EL Puderzucker

🌿 200 g Mangopüree

🌿 50 g Kokosraspeln

Für die Glasur:

🌿 100 g Zartbitterschokolade

🌿 50 g Cannabisbutter (siehe Seite 14)

Zubereitungszeit

Vorbereitung: 30 Minuten

Backzeit: 25 Minuten

Kühlzeit: 1 Stunde

Gesamtzeit: 1 Stunde 55 Minuten

Nährstoffangaben (pro Stück)

Kalorien: 350 kcal, Fett: 22 g, Kohlenhydrate: 30 g, Eiweiß: 5 g

Portionen

Ergibt 12 Stücke

<u>**Anleitung**</u>

Heize den Backofen auf 180°C vor und fette zwei Springformen (ca. 24 cm Durchmesser) ein. In einer großen Schüssel schlägst du die Eier mit dem Zucker cremig. Füge den Vanilleextrakt hinzu und rühre gut um. Gib die geschmolzene Cannabisbutter hinzu und rühre, bis alles gut vermischt ist.

In einer separaten Schüssel vermischst du Mehl, Backpulver, Salz und Kokosraspeln. Gib die trockenen Zutaten nach und nach zur Butter-Ei-Mischung und rühre, bis ein glatter Teig entsteht.

Verteile den Teig gleichmäßig auf die beiden vorbereiteten Springformen und backe die Böden für etwa 20-25 Minuten oder bis ein Zahnstocher, der in die Mitte gesteckt wird, sauber herauskommt. Lass die Böden in den Formen abkühlen.

Für die Füllung schlägst du die Sahne mit dem Puderzucker steif und hebst das Mangopüree und die Kokosraspeln vorsichtig unter. Bestreiche einen der abgekühlten Böden mit der Mango-Kokos-Sahne und lege den zweiten Boden darauf.

Für die Glasur schmilzt du die Zartbitterschokolade zusammen mit der Cannabisbutter in einem hitzebeständigen Topf bei niedriger Hitze, bis die Mischung glatt ist. Lasse sie etwas abkühlen und gieße sie dann gleichmäßig über die Torte.

Stelle die Torte für mindestens 1 Stunde in den Kühlschrank, damit die Glasur fest wird. Schneide die Kokos-Mango-Torte in Stücke und genieße sie als köstliches Dessert. Die Wirkung setzt nach etwa 30-60 Minuten ein, also genieße sie in Maßen.

<u>**Schwierigkeitsgrad**</u>

Mittel

Rezept **99: Cannabis-Zimt-Karamell-Popcorn**

Zutaten

- 1 g Cannabisblüten, fein gemahlen
- 100 g Butter
- 200 g brauner Zucker
- 100 ml Maissirup
- 1/2 TL Salz
- 1/2 TL Natron
- 1 TL Vanilleextrakt
- 1 TL Zimt
- 100 g Popcorn-Mais

Zubereitungszeit

Vorbereitung: 10 Minuten

Kochzeit: 20 Minuten

Gesamtzeit: 30 Minuten

Nährstoffangaben (pro Portion)

Kalorien: 150 kcal

Fett: 8 g

Kohlenhydrate: 18 g

Eiweiß: 2 g

Portionen

Ergibt 4 Portionen

Anleitung

Erhitze die Butter in einem kleinen Topf bei niedriger Hitze und gib die fein gemahlenen Cannabisblüten hinzu. Lass die Mischung etwa 45 Minuten bei niedriger Hitze köcheln und rühre gelegentlich um. Siebe die Butter anschließend durch ein feines Sieb oder Käsetuch, um die Pflanzenreste zu entfernen, und lass sie abkühlen.

In einem großen Topf erhitzt du die abgekühlte Cannabisbutter, den braunen Zucker und den Maissirup bei mittlerer Hitze, bis der Zucker vollständig aufgelöst ist und die Mischung zu karamellisieren beginnt. Rühre das Salz, das Natron, den Vanilleextrakt und den Zimt unter.

Während das Karamell köchelt, bereitest du das Popcorn nach Packungsanweisung zu. Gib das frisch gemachte Popcorn in eine große Schüssel und gieße das heiße Karamell darüber. Rühre gut um, damit das Popcorn gleichmäßig mit dem Karamell überzogen ist.

Lass das Karamell-Popcorn abkühlen und genieße es als süßen Snack. Die Wirkung setzt nach etwa 30-60 Minuten ein, also genieße es in Maßen.

Schwierigkeitsgrad

Mittel

Schlusswort

Liebe Leserinnen und Leser,

Herzlichen Glückwunsch! Sie haben es bis zum Ende dieses Buches geschafft. Es war eine aufregende Reise durch die Welt des Cannabis-Kochens, und ich hoffe, Sie haben ebenso viel Spaß beim Lesen und Ausprobieren der Rezepte gehabt, wie ich beim Schreiben und Experimentieren.

Cannabis ist nicht nur eine Pflanze; es ist ein Werkzeug, das vielen Menschen hilft, ihre Lebensqualität zu verbessern. Ob es um Schmerzlinderung, die Bekämpfung von Übelkeit oder die Bewältigung von Angstzuständen geht – die Möglichkeiten sind vielfältig und beeindruckend.

Humorvoller Tipp: Wenn Sie das nächste Mal Gäste haben, die nichts von Ihrem neuen Hobby wissen, setzen Sie ihnen eine kleine Probe Ihrer besten Cannabis-Kreation vor. Beobachten Sie ihre Reaktionen und lassen Sie den Moment der Erkenntnis auf sich wirken. Aber Vorsicht: Klären Sie sie immer über den Inhalt auf, bevor sie einen zweiten Bissen nehmen!

Anregender Tipp: Beginnen Sie langsam und seien Sie geduldig mit sich selbst. Cannabis-Kochen erfordert Präzision und Geduld, aber die Belohnungen sind es wert. Wie ein berühmtes Sprichwort sagt: "Gut Ding will Weile haben." Finden Sie Ihre perfekte Dosierung und entdecken Sie die Rezepte, die für Sie am besten funktionieren.

Ermunternder Tipp: Vergessen Sie nicht, Spaß zu haben! Kochen sollte kein Zwang sein, sondern ein kreativer und freudiger Prozess. Experimentieren Sie mit verschiedenen Zutaten und Zubereitungsmethoden. Lassen Sie Ihrer Fantasie freien Lauf und genießen Sie die Reise.

Zitat:

"Es gibt keine aufrichtigere Liebe

als die Liebe zum Essen."

von George Bernard Shaw

Diese Weisheit von George Bernard Shaw trifft den Nagel auf den Kopf. Essen verbindet uns, es nährt uns und es bringt uns Freude. Mit der Einführung von Cannabis in Ihre Küche können Sie diese Freude auf eine neue, tiefere Ebene bringen.

Zum Abschluss möchte ich Sie ermutigen, Ihre Erfahrungen zu teilen. Erzählen Sie Ihren Freunden und Ihrer Familie von den positiven Effekten, die Sie erlebt haben. Seien Sie ein Botschafter für die heilenden Kräfte des Cannabis und helfen Sie, das Stigma abzubauen, das diese wunderbare Pflanze immer noch umgibt.

Vielen Dank, dass Sie dieses Buch in die Hand genommen haben. Möge es Ihnen helfen, gesünder, glücklicher und entspannter zu leben. Und denken Sie daran: Der beste Koch ist der, der mit Liebe und Leidenschaft kocht – und vielleicht ein bisschen Cannabis.

Guten Appetit und viel Freude beim Kochen!

Herzliche Grüße, Hanna Hanfblüte

Quellen

- Eigene Versuche: Die Reise in der Küche begann mit meinen eigenen kreativen Experimenten, bei denen ich neue Geschmacksrichtungen und Zubereitungstechniken erkundete.
- Versuche von Familie und Freunde: Die kulinarische Vielfalt wurde durch die inspirierenden Versuche meiner Familie und Freunde bereichert. Ihre Ideen und Vorlieben haben meine Kochkünste auf eine neue Ebene gehoben.
- Piktogramme von Words: Um die Rezepte anschaulich und leicht verständlich zu gestalten, griff ich auf Piktogramme zurück, die von Words bereitgestellt wurden. Diese visuellen Symbole verleihen den Anleitungen eine intuitive und unterhaltsame Note.
- Bilder von https://pixabay.com/de und www.istockphoto.com sowie von Microsoft Word: Die ästhetische Präsentation meiner Gerichte wurde durch Bilder von talentierten Fotografen auf https://pixabay.com/de und iStock vervollständigt. Ein herzliches Dankeschön an diese Künstler, die meine kulinarischen Kreationen in visuelle Meisterwerke verwandelt haben.
  - = https://pixabay.com/de/vectors/drogen-marihuana-cannabis-3322489/

Bücher:

- Lawrence, R. G. (2016). *The Cannabis Kitchen Cookbook.* Quarry Books.

- Wolf, L. (2016). *Cooking with Cannabis: The Most Effective Methods to Prepare Food and Medicine with Marijuana.* Sterling Epicure.

- Leinow, L., & Birnbaum, J. (2017). *CBD: A Patient's Guide to Medicinal Cannabis--Healing without the High.* North Atlantic Books.

Webseiten:

- Leafly. (n.d.). Retrieved from Leafly
- Project CBD. (n.d.). Retrieved from Project CBD
- NORML. (n.d.). Retrieved from NORML
- Reddit – r/CannabisCooking. (n.d.). Retrieved from r/CannabisCooking
- Grasscity Forums. (n.d.). Retrieved from Grasscity Forums

Fachartikel:

- "Cannabinoids and the Endocannabinoid System: Their Therapeutic Potential in Pain Management." (2017). *Journal of Pain Research.*
- "Decarboxylation: Techniques, Science, and Recipes." (2019). *Cannabis Science and Technology.*

Vielen Dank an alle, die dieses Buch zu dem gemacht haben, was es ist. Ihre Beiträge und Unterstützung sind unvergesslich und von unschätzbarem Wert. Ich hoffe, dass dieses Buch Ihnen ebenso viel Freude beim Lesen und Kochen bereitet, wie es mir beim Schreiben und Zusammenstellen bereitet hat. Viel Spaß beim Kochen und genießen Sie die wundervolle Welt des Cannabis-Kochens!

Wie haben Ihnen die bereitgestellten Informationen gefallen?

Liebe Leseratten und Bücherwürmer,

falls euch mein Buch in den Bann gezogen hat und ihr eure Gedanken dazu teilen möchtet, würde ich mich über eure Bewertung riesig freuen! Es ist kinderleicht –

einfach hier ⇨

klicken und dem Buch ein paar liebe Worte verpassen. Das Ganze beansprucht nicht mehr als 2 Minuten eurer kostbaren Zeit.

Wir freuen uns, Ihnen mitteilen zu können, dass dieses Buch speziell auf die Optimierung durch ChatGPT ausgerichtet ist. Die Rezepte stammen zwar von mir, doch der Fließtext wurde sorgfältig überarbeitet, um das Lesevergnügen zu steigern. Wir sind gespannt auf Ihre Meinung zu dem Thema Künstliche Intelligenz und würden uns freuen, mehr darüber zu erfahren. Ihr Feedback ist uns wichtig und trägt dazu bei, unser Werk kontinuierlich zu verbessern. Vielen Dank im Voraus für Ihre Gedanken und Anregungen!

Lasst mich wissen, was euch besonders gut gefallen hat, und natürlich auch, falls euch etwas aufgefallen ist, das ihr gerne anders hättet. Eure Meinung ist Gold wert, und ich lese wirklich jede einzelne Bewertung sowie jedes persönliche Feedback (info@rdw-traders-club.de). Das hilft mir ungemein dabei, meine Bücher kontinuierlich zu verbessern und den Draht zu meinen Lesern zu stärken.

Auf meiner Facebook-Seite, in unserer exklusiven Gruppe, lade ich euch herzlich ein, mit mir und anderen Bücherfreunden über aktuelle Erlebnisse zu plaudern und natürlich eure Meinungen auszutauschen. Denn mal ehrlich, es gibt selten nur eine Wahrheit, oder?

Ein herzliches Dankeschön für eure großartige Unterstützung. Eure Meinung zählt, und ich freue mich darauf, von euch zu hören!

Mit literarischen Grüßen,

Hanna Hanfblüte

Rechtliches

Für Fragen und Anregungen:

info@rdw-traders-club.de

Buchtitel

Cannabis in der Küche

99 Süße Rezepte

für Körper und Seele.

Genussvoll, gesund Kochen

für Wohlbefinden und Erleichterung.

Autor: Hanna Hanfblüte

Auflage,1 JAHR 2024

© by **Hanna Hanfblüte**

Herausgeber dieses Buches ist

VERLAG: Rock die Wellen Traders Club GmbH

ADRESSE: An der Brenzbahn 6

PLZ, 89073 **ORT,** ULM

Ansprechpartner Rose, Marcus

Steueridentifikation: USt-IdNr.: DE349425604

Lektorat & Korrektorat: ChatGPT und das RDW Team

Cover: Germancreative - (https://www.fiverr.com/germancreative)

ISBN: 9798335997645

Druckerei: Amazon Media EU S.à r.l., 5 Rue Plaetis L-2338, Luxembourg